AF470001

MOYENS

DE

REMÉDIER AUX POISONS.

MOYENS

DE REMÉDIER

AUX POISONS VÉGÉTAUX,

A CEUX QUI SONT PRODUITS

PAR LES SUBSTANCES MÉTALLIQUES,

ET

AU VENIN DES ANIMAUX.

PAR B. G. SAGE,

DE L'INSTITUT DE FRANCE, FONDATEUR ET DIRECTEUR
DE LA PREMIÈRE ÉCOLE DES MINES.

Nisi utile est quod facimus,
Stulta est gloria. PHEDRE.

SECONDE ÉDITION.

A PARIS,

CHEZ FIRMIN DIDOT, IMPRIMEUR-LIB.
POUR LES MATHÉMATIQUES,
RUE JACOB, N° 24.

1811.

PRÉLIMINAIRE.

Occupé depuis plus de cinquante années de l'étude de la nature, je me suis attaché, non-seulement à ce qui pouvait être utile aux arts , mais encore à ce qui pouvait concourir à faire connaître les propriétés des substances qui agissent comme poison sur l'économie animale.

L'étude particulière que j'avais faite de la matière médicale m'a dirigé, et quoique j'aie consacré, dans les divers ouvrages que j'ai publiés , une partie des découvertes utiles à l'humanité , que j'ai eu occasion de faire pendant plus d'un demi siècle, la plupart de ces découvertes étant éparses, j'ai cru, afin d'en faire profiter la société, devoir les rassembler par ordre.

On verra, en lisant cet opuscule, que les moyens de remédier aux poisons fournis par les trois règnes de la nature , se ré-duisent à l'emploi approprié des acides végétaux et de l'alcali volatil fluor.

Touchant aux limites de la vie, je n'ai pas voulu ensevelir avec moi des faits qui

a

peuvent être utiles à la conservation des hommes, à l'instruction desquels j'ai concouru par plus de cinquante années de cours publics, cours que je continue encore malgré mon grand âge et ma cécité, parce que je ne trouve de bonheur réel que dans la culture des sciences et des lettres, qui m'ont aidé à endurer la persécution, à supporter l'adversité et à tromper les peines de la vie; je pourrai dire, en terminant ma carrière : J'ai été utile aux hommes par mes découvertes, et à ma patrie en naturalisant en France la minéralogie et la métallurgie, que le Gouvernement éclairé regarde aujourd'hui comme étant de la plus grande importance.

Un des médecins le plus justement célèbres, auquel on doit les ouvrages les plus intéressants, et dont l'ame était le foyer de toutes les vertus [1], Méad, médecin du roi d'Angleterre, a publié, il y a cent ans, un

------

(1) Je connais un célèbre médecin qui ressemble à Méad; je ne le nomme point, afin de ne pas blesser sa modestie.

ouvrage dans lequel il traite des effets de différentes espèces de poisons, avec l'érudition qui caractérise les travaux de cet homme divin. M. Coste, médecin de l'hôpital militaire de Nancy, lui rend une justice complette dans la traduction qu'il a faite de ses œuvres, où il a inséré des notes de la plus grande importance.

Oser écrire sur la nature des poisons, quand on a été devancé dans la carrière par des hommes d'un mérite aussi distingué, pourra paraître un acte de témérité; mais ayant été assez heureux pour recueillir des faits qui n'étaient pas connus de ces hommes célèbres, je me fais un devoir de les publier, vu leur utilité.

J'ai cru, dans cette seconde édition, devoir ranger les matières dans un nouvel ordre, qui me paraît plus convenable, et j'y ai inséré des faits qui ajoutent à l'importance de ce traité.

N'ayant eu pour but que d'être utile à la société, j'ai distribué gratuitement la première édition de cet ouvrage, que j'avais fait tirer à cinq cents exemplaires.

Je laisse cette seconde à la disposition du Gouvernement, s'il veut la répandre, n'étant plus assez riche pour le faire sans me gêner.

Salus populi, res sacra !

TABLE SYNOPTIQUE

DES MATIÈRES

QUI SONT TRAITÉES DANS CET OUVRAGE.

MOYENS

DE REMÉDIER AUX POISONS VÉGÉTAUX, A CEUX
PRODUITS PAR LES SUBSTANCES MÉTALLIQUES,
ET AU VENIN DES ANIMAUX.

Des mauvais effets du froment détérioré.

LE froment, ainsi que le seigle dont le germe
s'est détruit, ne peuvent être employés comme
aliments, sans produire des effets dangereux,
et même mortels, d'où résulte une gangrène
plus ou moins terrible.

Dans le seigle, le grain détérioré est très-
reconnaissable, puisqu'il est brunâtre, pro-
longé, et recourbé comme l'ergot des oiseaux,
ce qui lui a fait donner le nom de *seigle ergoté*.
Dans ce cas, la partie corticale du seigle n'existe
plus, tandis que dans le froment détérioré et
gangreneux, la partie corticale subsiste.

J'ai reconnu qu'il n'y avait dans cette semence céréale que le germe de détruit, par
une fermentation qui s'excite spontanément
dans ce grain récolté dans un temps humide,
fermentation qui est accompagnée de chaleur,

ce qui annonce que la partie sucrée du froment a passé à une acescence, qui vicie la
glutine qui constitue le germe.

Dans le seigle ergoté, qu'on connaît aussi
sous le nom de *blé cornu*, le seigle a été attaqué par une galle, insecte qui s'en nourrit.

La farine qui provient du froment où la
glutine s'est décomposée, n'est pas susceptible
de fermentation panaire. Lorsqu'on l'a mêlée
avec deux parties de bonne farine, le pain
qui en résulte partage les propriétés délétères
du froment détérioré, dont l'effet est si actif,
qu'il survient des boutons et des pustules à
ceux qui travaillent sa pâte.

Lorsqu'on mange du pain fait avec ce froment détérioré, on éprouve des pesanteurs
d'estomac, des maux de cœur, un sommeil
très-agité, avant-coureur de maladies inflam-
matoires, accompagnés de taches violettes sur
les malléoles internes et sur les molets : ces
taches gangreneuses exsudent une sanie rougeâtre.

Ayant été affecté de cette contagion, je consultai les docteurs Lassone et Dubourg, qui
me dirent que c'était une gangrène sèche ;
qu'il fallait faire usage du quinquina, lequel
m'ayant occasionné des douleurs d'estomac insupportables, je me traitai en faisant usage d'une

boisson nitrée (1), acidulée par du vinaigre.
Je ne mangeai pendant dix jours que de la salade de cresson et du riz cuit à l'eau : au bout de ce temps les escares gangreneuses tombèrent, et je me retrouvai dans mon état ordinaire.

Si les effets de cette gangrène sèche ont été moins graves que ceux produits par le seigle ergoté, c'est que, dans le pain dont j'étais nourri, le froment détérioré ne s'y trouvait que pour un tiers.

En 1709, temps d'une grande disette, le seigle ergoté fut si abondant dans la Sologne, qu'il égalait presque le quart de cette semence céréale. La famine fut si grande qu'on négligea de séparer du seigle celui qui était ergoté : le pain qui en résulta produisit une gangrène qui se manifesta sur-tout aux pieds et aux mains, ce qui occasionna une mortalité considérable.

Lorsque le meilleur froment contient de l'ivraie, la farine qui résulte de ces grains occasionne des étourdissements, des vertiges, ce

____

(1) On dissolvait, dans chaque pinte d'eau, un gros de nitre et une once de sucre; on y ajoutait une cuillerée de bon vinaigre.

qui a fait nommer l'ivraie, par les latins, *lo-lium temulentum*, à cause de l'espèce d'ivresse qu'il produit ; propriété qu'Ovide a exprimée par ce vers :

Careant loliis oculos vitiantibus agri.

Mort produite par des viandes boucanées avec le bois de lauréole nommé GAROU.

DANS les pays chauds, les viandes sont sujettes à se corrompre très-promptement ; c'est pour prévenir cette corruption, que lorsqu'on délivre aux soldats les rations de viandes, ils sont dans l'habitude de les boucaner, c'est-à-dire, de les faire cuire à la manière des sauvages, sur un gril de bois élevé au-dessus du feu. Mais il faut être bien attentif à l'espèce de bois qu'on emploie, puisque des viandes boucanées avec le bois de *Garou* firent périr en Corse tous les soldats français qui en avaient mangé ; ce qu'on doit attribuer au suc âcre et caustique que contient cet arbrisseau, qui est aussi connu sous le nom de *lauréole*, de *thymelé*, de *mezereum*, et de *sain bois*, parce qu'on emploie son écorce pour cautériser ; elle fait fonction de vésicatoire ; propriété qu'elle doit à un suc âcre et caustique, qui produisit des érosions telles, dans la bouche, l'estomac et les intestins de nos soldats, qui étaient en Corse, sous le commandement de M. de Marbeuf, qu'ils périrent promptement, éprouvant tous de cruelles douleurs.

Le vinaigre, détruisant l'effet des euphorbes, du *rhus vernix*, etc., aurait peut-être été employé avec succès.

Il faut, en général, éviter de faire usage des bois dont le suc est caustique pour rôtir les viandes. Ceux qui ne sont que résineux, tels que les pins et les arbres verts, changent un peu le goût des viandes, mais ne les rendent pas nuisibles.

On peut conserver les viandes dans les temps les plus chauds, et éviter qu'elles ne se corrompent, en les saupoudrant de charbon pulvérisé; lorsqu'on veut les faire cuire, on les lave pour en séparer le charbon, qui est un des meilleurs antiseptiques, c'est-à-dire, la matière la plus propre à empêcher, à détruire la putréfaction.

Le charbon ayant réussi pour guérir les ulcères invétérés (1), la médecine devrait s'oc-

---

(1) Ce fait important a été confirmé par les expériences de M. Bonman, médecin des hôpitaux de Rével, près Riga. qui a reconnu que le charbon pulvérisé, mis en topique sur des ulcères, a procuré leurs escares, en facilitant une suppuration abondante.

cuper à déterminer s'il ne produirait pas un bon effet dans les maladies putrides.

On sait que, lorsqu'on passe de l'eau empuantie, à travers un filtre de charbon pulvérisé, elle perd aussitôt son odeur, et devient potable.

On détruit aussi l'odeur que contractent les viandes et les poissons, par un commencement de corruption , en mettant dans le vase où on les fait cuire, un nouet de linge rempli de charbon pulvérisé.

Effet délétère produit par un abus de fruits mûrs.

L'excès des fruits murs et juteux peut procurer la mort. Un jeune garçon marchand, âgé de 18 à 20 ans, ayant parié avec ses camarades, qu'il mangerait à son déjeûné, un demi-cent de prunes de monsieur, les mangea effectivement ; mais une demi-heure après il perdit connaissance et la vie. L'alcali volatil, pris à temps, aurait pu exciter un vomissement salutaire, et neutraliser l'acide-méphytique produit par la fermentation de ce fruit.

Effet délétère des fourrages verts.

Les cultivateurs sont exposés à perdre des bestiaux, lorsqu'on les a laissés paître des lu-

zernes ou des trèfles. On sait que les bœufs et
les moutons en sont très - avides ; mais peu
d'instants après en avoir mangé, ils enflent
d'une manière étonnante, et ne tardent point
à périr, parce que leur panse crève par la dilatation qu'éprouve le gaz acide - méphytique
qui se forme de la fermentation qu'éprouvent
dans l'estomac la luzerne et le trèfle, dans
l'acte de la digestion.

Le seul moyen employé pour prolonger de
quelques jours la vie de l'animal, consistait à
faire une ouverture à sa panse.

M. Demeste, mon ami, propriétaire de Vau-
jour, ayant vu plusieurs fois cet accident sur
ses bestiaux, attribua cet effet au gaz acide-
méphytique qui se développait en trop grande
abondance, lequel ne trouvant pas d'issue, oc-
casionnait le gonflement et la rupture de la
panse ; ce qui a été confirmé par l'expérience
de ce cultivateur physicien, puisqu'ayant fait
avaler à un bélier quinze ou seize gouttes d'alcali volatil fluor (1), dans un verre d'eau, il
fut rappelé à la vie. Il répéta avec succès cette
expérience sur des vaches, et il confirma cette

---

(1) Si l'on faisait usage de cet alcali pour des bœufs, il
faudrait en mettre une cinquantaine de gouttes dans un
verre d'eau.

belle théorie, en procurant à des animaux de la même espèce ce gonflement, leur laissant brouter à discrétion du tréfle et de la luzerne.

M. Demeste a reconnu que la lessive alcaline des cendres était également propre à neutraliser ce gaz acide-méphytique, qui produit le gonflement et la mort de ces animaux : il conscille en conséquence de leur faire avaler de la lessive de cendres ; mais comme elle peut être plus ou moins chargée d'alcali, je pense que pour avoir une méthode fixe et un succès assuré, il vaut mieux faire dissoudre une once de potasse dans une pinte d'eau, et la réserver pour l'usage ; alors on met un verre de cette dissolution dans une pinte d'eau, qu'on fait avaler en deux reprises, de demi-heure en demi-heure aux bœufs, et la moitié de la dose aux moutons.

M. Demeste a observé que l'alcali volatil fluor produisait son effet dans l'espace de moins d'une heure, tandis que la lessive des cendres exigeait deux ou trois heures pour restituer à la vie ces animaux.

Effet des champignons nuisibles.

DANS tous les temps, dans tous les pays, la sensualité des hommes les a portés à faire usage des champignons, dont le parfum modifié, exalté par la cuisson avec les viandes et les graisses, rend les mets plus savoureux et plus appétissants.

Il n'y a pas de genre de plante qui offre autant de variétés que les champignons. Le docteur Paulet, auquel la botanique doit l'histoire la plus intéressante et la plus complète des champignons, dit qu'il y en a près de mille variétés, qu'il faut distinguer en deux classes, dont l'une peut être employée comme comestible, et l'autre qu'on doit rejeter, parce qu'elle est vénéneuse et mortelle; mais qu'elle cesse de l'être quand elle a été macérée dans le vinaigre (1); fait vérifié par M. Paulet. Il ne faut pas s'en rapporter à l'odeur, pour choisir les champignons, puisqu'elle est à-peu-près la même dans toutes les variétés.

Les expériences que j'ai faites sur les champignons de couche, m'ont fait connaître que leur odeur était due à un gaz alcalin vireux, qu'on rend sensible si, après avoir pisté des champignons, on met la pâte qui en résulte

---

(1) Les Russes mangent indifféremment toutes les espèces de champignons, après avoir eu soin de les faire macérer dans de l'eau-de-vie, qui dissout la partie extracto-résineuse, dans laquelle réside le poison.

dans une petite capsule de verre qu'on place sur un tuileau, ayant soin de mettre à côté d'elle une autre capsule, dans laquelle on a versé une trentaine de gouttes d'acide marin, lequel attire aussitôt le gaz alcalin, et produit un nuage blanc dans l'entonnoir qui couvre cet appareil (1). Si le tuileau sur lequel on pose les champignons a été tiédi, l'expérience se manifeste plus promptement.

Outre ce gaz alcalin qui constitue l'odeur fade et vireuse du champignon, il recèle encore de l'alcali fixe, qu'on peut extraire, en faisant bouillir du champignon dans de l'eau distillée, laquelle prend une légère couleur ambrée, et a la propriété de verdir la teinture bleue des violettes.

Le champignon perd, par sa décoction dans l'eau, plus des deux tiers de son volume, s'y ramollit, et se trouve avoir perdu la moitié de son poids ; l'autre moitié est une substance indigeste, une espèce d'amadou.

Ces expériences font connaître que l'odeur du champignon est due à un gaz alcalin, et

---

(1) On peut se dispenser de cet appareil, et reconnaître ce gaz alcalin vireux, en présentant une mèche de papier imbibée d'acide marin, dans un gobelet où l'on a déposé des champignons pistés.

qu'il recèle en outre de l'alcali fixe, qu'on peut extraire par la décoction du champignon, laquelle étant évaporée, produit un extrait brunâtre, dont la saveur est salée et piquante. Cet extrait attire promptement l'humidité : il contient du sel ammoniac dont on dégage l'alcali volatil en mêlant de l'alcali fixe desséché avec cet extrait.

Lors de la cuisson des champignons avec les viandes, l'odeur des champignons se modifie, leur parenchyme acquiert de la solidité, et leur goût devient agréable. Cet effet me paraît dû à la combinaison du gaz alcalin et de l'alcali fixe de ces champignons, avec les parties graisseuses, qui sont pour ainsi dire saponifiées ; l'odeur suave est produite par la neutralisation du gaz alcalin des champignons, par le moyen de l'acide des graisses.

La décomposition des champignons par la distillation à feu nu, n'est pas propre à faire connaître la nature de cette plante, parce que le feu modifie ses principes. On ne retire par ce moyen que de l'eau chargée d'alcali volatil, laquelle tient en dissolution une partie d'huile empyreumatique, qui donne à cette matière oléo-savonneuse une couleur brune, et rend ce fluide presque opaque. Le charbon qui reste conserve la forme des champignons, mais réduite à un volume qui ne représente guères plus du cinquantième, proportion qui est aussi celle du poids que représente ce charbon, comparée à la pesanteur des champignons qui avaient été soumis à la distillation.

Le résidu charbonneux de la distillation des champignons étant goûté, imprime une saveur salée. Si, après l'avoir lavé dans de l'eau distillée on y verse de la dissolution d'argent, ce métal s'empare de l'acide marin, et forme un précipité blanc nommé *lune cornée*. Si l'on mêle de la lessive de ce résidu charbonneux avec de la teinture de violettes, il la verdit, ce qui fait connaître que cette lessive contient de l'alcali fixe.

L'analyse des champignons vénéneux offrant des résultats à-peu-près semblables, ne peut indiquer au juste ce qui les rend nuisibles, ce qui leur donne cette propriété caustique, inflammatoire et délétère. J'ai vu des praticiens qui m'ont dit avoir employé avec succès le vinaigre, sur des personnes empoisonnées par des champignons ; mais le docteur Paulet paraît très-réservé sur son usage, et pense que les vomitifs et les purgatifs sont, dans plusieurs circonstances, les moyens à employer.

Les champignons furent proscrits pendant long-temps chez les Romains, parce qu'on s'en servit souvent pour empoisonner. L'empereur Claude le fut par ce moyen ; Néron, qui lui succéda, nomma les champignons *le ragoût des Dieux*, parce que Claude, après sa mort, reçut les honneurs de l'apothéose.

Mort occasionnée par un excès de truffes.

La production fongueuse qu'on nomme truffe, se forme et s'accroît sous terre ; elle n'offre ni feuilles ni racines, et l'atmosphère ne concourt pas à son développement, à son accrétion.

Les truffes n'offrent point de forme régulière : elles se trouvent à cinq ou six pouces en terre, et se récoltent vers la fin de l'automne. Lorsqu'elles sont mûres, leur surface est d'un brun noirâtre et offre des mamelons ou protubérances grenues.

La forme des truffes est arrondie ; les plus grosses sont les plus estimées, et ne pèsent pas plus d'une demi-livre (1) : elles sont assez fermes pour ne pas éprouver de dépression en les serrant fortement entre les doigts.

La coupe intérieure de la truffe est moins

---

(1) Haller cite, d'après Bress et Keiller, qu'on a trouvé en Suisse une truffe du poids de quatorze livres

brune que son extérieure, et offre des filets blancs diversement contournés.

L'odeur de la truffe a du rapport avec celle du champignon de couche, mais elle est bien plus forte, et devient insoutenable lorsqu'elle est nouvellement récoltée; ce que le fait suivant constate.

Un de mes amis, M. de Voselle, allant à Bordeaux, acheta un panier de belles truffes, qu'on lui offrit sur la route; il le mit dans sa voiture, de laquelle il fut obligé de le faire ôter quelques temps après, l'odeur en étant insupportable. Arrivé à Bordeaux, on mit le panier de truffes dans sa chambre, d'où il fut obligé de le faire enlever, parce que leur odeur lui fit mal à la tête.

M. Bouillon-Lagrange, qui a publié une bonne analyse de la truffe, considère cette production, ainsi que celle des champignons, comme un passage du règne végétal au règne animal.

Je partage l'opinion de ce savant, et j'y adhère avec d'autant plus de raison, que la truffe, ainsi que le champignon, contient de l'acide prussique, acide qui ne s'est trouvé jusqu'à présent que dans les substances animalisées. D'ailleurs, l'odeur des truffes, ainsi que celle des champignons, est due à un gaz vireux alcalin, comme je l'ai fait connaître.

La truffe, privée de son odeur (1) par le temps, et trop de maturité, ou par la décoction dans de l'eau, n'offre plus qu'un parenchyme spongieux, semblable à l'amadou, qui n'est lui-même que le parenchyme d'une espèce d'agaric, épuisé par la décoction de la matière extractive qu'il contenait. Il n'y a donc d'agréable dans la truffe que sa partie odorante, modifiée par la cuisson : si elle a eu lieu dans la partie vide d'une volaille, sa chair se trouve pénétrée de cette espèce de parfum qui la rend plus agréable au goût, parfum qui est encore plus suave lorsque la volaille est froide.

La truffe, comme je l'ai dit, étant épuisée pour la plus grande partie de son odeur, n'offre plus qu'une chair ou parenchyme spongieux et indigeste.

J'ai vu un homme qui avait mangé une livre de truffes à son dîné, éprouver une pesanteur d'estomac, et un mal de tête auquel succéda un évanouissement et la mort, au bout de quelques heures.

La sensualité de nos riches a fait la réputation des truffes, qu'on voit prodiguer sur leurs

---

(1) La gelée détruit l'odeur des truffes, qui deviennent molles et flasques après qu'elles sont dégelées.

tables et dans leurs mets. Ces êtres blasés trouvent d'ailleurs dans cet aliment une propriété aphrodisiaque, propriété qui était aussi connue des Romains, et qui a fait dire, je crois, à Juvénal, en parlant de la truffe :

Libidinis alimenta, per omnia, quærunt.

Les produits de l'analyse comparée du champignon et de la truffe, étant à très-peu près les mêmes, je ne les rappelle pas dans ce paragraphe. Je ferai seulement observer que la truffe ne contient qu'un tiers de matière soluble dans l'eau ; que le charbon qu'elle laisse après la distillation à feu nu représente le douzième de la truffe, et que la partie corticale de la truffe y était en plus grande quantité que son parenchyme. Une partie de ce charbon était couverte d'un vrai bleu de Prusse, qui s'est formé par la combinaison de l'acide prussique avec le fer qui constituait la couleur noirâtre de la truffe.

Le champignon, ainsi que la truffe, doivent leur odeur à un gaz alcalin particulier, semblable à celui qu'on dégage du radis, après l'avoir pisté et réduit en pâte ; si l'on présente dans le gobelet où on l'a mise, une mèche de papier, dont l'extrémité est imbue d'acide marin, il attire le gaz alcalin avec lequel il se

combine et forme un petit nuage blanc, sensible. La même expérience décèle un gaz alcalin
dans le blanc d'œuf, lequel verdit la teinture
bleue des violettes.

Effet vénéneux des œufs de la barbote.

On a considéré en médecine la liqueur jau-
nâtre produite par le foie de barbote, comme
un remède propre à dissiper les taies et à
éclaircir la vue. Si ce fluide animal a cette propriété, il la doit à quelque sel actif et résolutif.

L'effet vénéneux des œufs de barbote (1) qui
ont été cuits, est tel, qu'il pourrait produire
la mort si on en mangeait une quantité un
peu forte; le fait suivant vient à l'appui de ce
que j'avance.

Un de mes amis et son épouse, gens sobres,
et d'un âge mûr, ayant mangé à leur dîné un
peu d'œufs de barbote, ils n'en éprouvèrent
d'abord aucun mauvais effet; mais trois heures
après, le mari ressentit une forte douleur d'estomac, qui fut suivie de vomissements, d'une
sueur froide, de coliques intestinales et d'une
déjection alvine.

____

(1) Ils ont été regardés de tout temps comme de violents
purgatifs, ainsi que les œufs de lote et ceux de brochet.

2

Son épouse éprouva, une heure après, un état semblable.

Quoique mon ami soit un homme courageux, il m'a dit que les douleurs qu'il éprouva dans l'estomac étaient si violentes, qu'il croyait qu'elles lui feraient perdre la vie.

Je dois rapprocher ici un fait qui m'est propre : ayant un jour mangé à mon dîné de la laitance d'une grande carpe, qui, le jour précédent, avait été cuite au court bouillon, j'éprouvai, trois quarts-d'heure après mon dîné, un mal d'estomac qui me portait au cœur, sans cependant éprouver de vomissement. Cet état fut accompagné d'une sueur froide, d'évanouissement, et de colique, qui se termina par une déjection alvine.

L'analyse de la laitance de carpe, que Fourcroy et Vauquelin ont publiée, fait connaître que cette matière animale est essentiellement composée d'acide phosphorique, et d'une matière albumineuse qui se coagule lorsqu'on la cuit dans de l'eau. La laitance distillée, sans intermède, leur a produit du phosphore.

MM. Missa et Gauthier de Claubri, médecins, ont employé avec succès le vinaigre mêlé d'un peu d'huile, pour remédier aux effets des œufs de barbote, etc.

L'effet de l'eau acidulée par le vinaigre est plus prompt.

Fièvre soporeuse, produite par l'émanation du safran ; moyen de remédier à l'effet narcotique de cette plante et à celui de l'opium.

L'odeur qui émane des fleurs de safran occasionne une fièvre soporeuse qui règne dans le Gatinais, pendant le temps de la récolte du safran ; récolte qui a lieu pendant l'espace d'environ un mois, et se fait, vers l'automne, dans cette partie de la France où l'on cultive le plus de safran.

Dès qu'on a cueilli ces fleurs, on les met sur des draps, dans la chambre du cultivateur ; ce n'est que le soir que les femmes s'occupent à en extraire les pistils, dont l'odeur produit des affections narcotiques d'autant plus fortes, que le sujet est plus jeune et plus faible. Des hommes qui s'étaient endormis, appuyés sur des ballots de safran, y trouvèrent la mort.

Une personne de mes amis vit, dans le Gatinais, un enfant de six ans dans une léthargie telle, qu'il paraissait asphyxié : on deshabilla cet enfant, on frotta son corps avec du vinaigre, et il ne tarda pas à recouvrer ses sens ; on lui fit prendre en même temps de l'eau de groseille.

J'ai vu aussi le vinaigre employé avec succès dans l'effet narcotique produit par une trop grande quantité d'opium (1), qui est le suc épaissi des pavots, dont les fleurs, par leur émanation odorante, procurent l'assoupissement, et peut devenir délétère, si elle se trouve répandue en trop grande quantité dans l'atmosphère.

Poison des Athéniens, nommé ciguë.

QUOIQU'ON ait avancé que le suc de ciguë était le poison que les Athéniens employaient pour donner la mort aux criminels ; ce que rapporte Théophraste, d'après Tharsias, médecin, et d'après ce que Platon nous a retracé en parlant de la mort de Socrate, me porte à croire, avec Tharsias, qu'on employait un mélange de suc de jusquiame (2) et de pavot, dont l'effet est assoupissant et délétère.

---

(1) Un dépit amoureux avait conduit un jeune homme de 22 ans à s'empoisonner avec de l'*opium* ; il éprouva d'abord une espèce d'ivresse, qui rendait sa marche chancelante ; on le ramena chez lui, où le médecin qui lui donna des soins parvint à le tirer d'affaire, en lui faisant prendre, entre autres choses, des boissons fortement acidulées par le vinaigre, ainsi que des lavements, et en le faisant agiter pour empêcher le sommeil.

(2) Vingt grains d'extrait de jusquiame ayant été pris à-la-fois par une jeune personne, lui firent perdre la vue au

Platon rapporte que, peu de temps après que Socrate eut bu le breuvage fatal, son regard devint fixe, ses jambes pesantes, insensibles et froides, état qui précéda sa mort, sans qu'elle fût accompagnée de convulsion.

Plutarque dit que chaque prise du poison qu'on nommait ciguë était payée au bourreau douze drachmes, qui équivalent à 9 liv. 10 s. de notre monnaie.

Lorsque Phocion et ses amis furent condamnés à mort, le bourreau commença par distribuer ce qu'il avait de poison aux amis de Phocion, et comme il n'en restait plus pour ce grand-homme, le bourreau dit qu'il ne lui en préparerait qu'à condition qu'il lui ferait donner douze drachmes, que Phocion emprunta ; ce qui lui fit dire : *Dans Athènes, il faut tout acheter, jusqu'à sa mort.*

L'effet du poison produit par la jusquiame et le pavot, étant narcotique, le vinaigre est son antidote.

La ciguë qui croît en Europe ne produit pas un effet semblable à celui qui vient d'être décrit : cette plante a même été employée in-

---

bout de quelques heures, fait qui a eu lieu récemment, et qui est bien connu de M. Pelletier, célèbre pharmacien ; ce ne fut qu'au bout de deux mois que la vue revint.

térieurement par Storck, qui en fit l'essai sur lui-même , sans en être incommodé. Il en a exalté les propriétés , comme résolutif : il a reconnu que les racines récentes de ciguë , étant coupées par tranches , produisaient un suc laiteux , amer et âcre.

M. Storck ayant mis quelques gouttes de ce suc sur sa langue , elle enfla aussitôt , et lui causa de grandes douleurs ; il ne pouvait proférer aucune parole. Ayant mis du jus de citron sur sa langue , la douleur s'appaisa, le gonflement diminua, il parvint à articuler des mots. Il continua pendant deux heures l'emploi du jus de citron , au bout desquelles il se trouva dans son état naturel.

L'expérience fait connaître que le vinaigre agit plus promptement.

Wepfer rapporte que la ciguë aquatique est un poison redoutable, comme le fait suivant le prouve. Des enfants ayant mangé de la racine de ciguë aquatique , ils éprouvèrent une grande douleur dans l'estomac, qui fut suivie de convulsions. Ils perdirent connaissance ; ils rendirent du sang par les oreilles ; ils firent de vains efforts pour vomir ; leur ventre se gonfla, peu après ils moururent, et rejetèrent par la bouche une écume verte.

Le breuvage empoisonné dont mourut Socrate, n'ayant causé ni convulsions, ni douleurs, ne paraît pas avoir été produit par le suc de ciguë, lequel doit partager les propriétés de sa racine.

Moyen d'atténuer et de détruire les miasmes pestilentiels.

Les hommes ont connu, dès la plus haute antiquité, que le feu avait la propriété d'atténuer, de détruire les miasmes pestilentiels, sans en déterminer la cause, qui s'explique facilement aujourd'hui qu'on est plus instruit sur la nature du feu ; en effet, celui qui est alimenté par le bois, met en expansion dans l'atmosphère trois acides distincts, de l'acide *acéteux*, de l'acide *igné*, et de l'acide *méphytique*, lesquels neutralisent les miasmes alcalins et putrides qui donnent naissance à la maladie contagieuse qu'on nomme *peste*, dont les miasmes ont une action telle, que lorsqu'ils ont pénétré du coton ou des étoffes, ils peuvent transmettre la peste après plus de quarante jours ; témoin la peste qui a dévasté Marseille.

Les anciens ont regardé le feu comme l'agent le plus propre à dépurer l'air.

Les Grecs, dans les temps de peste, couraient allumer des flambeaux à l'autel de l'égyptien Jachen, qui avait le premier enseigné à guérir les maladies contagieuses par le moyen du feu; c'est par reconnaissance qu'on lui avait érigé un temple et des autels.

Les Athéniens décernèrent une couronne d'or à Hippocrate, pour avoir fait cesser la peste qui désolait leur pays. Le moyen qu'il employa fut d'entretenir des feux continuellement allumés dans les rues, les carrefours et les places d'Athènes; il y fit aussi placer des corbeilles de fleurs odorantes, et y fit répandre des parfums.

Acron, médecin d'Agrigente, se couvrit de gloire dans un temps où la peste désolait Athènes, pour avoir ordonné qu'on tînt des feux allumés auprès de chaque malade. Acron vivait cent ans avant Hippocrate.

L'air est si infect et si mal-sain dans les environs de *Pesti*, ou *Pæstum*, dans la principauté citérieure de Naples, qu'on n'y peut séjourner sans être affecté de fièvre. On y trouve cependant quelques habitants qui se préservent des mauvais effets de cet air mal-sain, par la seule précaution qu'ils ont de s'exposer, le matin avant de sortir, et le soir en rentrant, à un feu clair, auquel ils chauffent aussi leurs vêtements.

Le gaz inflammable et putride qui se dégage de la vase, paraît être la cause de ces fièvres

ou maladies endémiques, dont les marais Pontins infectent les environs de Rome.

L'évaporation spontanée de l'acide du
vinaigre peut détruire l'effet de ces miasmes;
mais si cette émanation est animée par du
camphre, elle est bien plus efficace. Pour cet
effet, on dissout deux gros de camphre dans
une once d'esprit-de-vin, qu'on verse dans une
pinte de vinaigre, dont il suffit de mettre une
cuillerée dans une soucoupe, ce qu'on renou-
velle trois fois par jour. Ce moyen assainit l'atmosphère au point qu'une personne à laquelle
je l'avais indiqué, demeura deux années dans
les environs des marais Pontins, sans être in-
commodée, au grand étonnement de ses voisins, qui l'étaient plus ou moins.

Lorsque je fus enseveli pendant trois mois
dans un cachot ténébreux et infect, véritable
cloaque, où étaient détenues avec moi 130 personnes, l'odeur y était d'autant plus insupportable qu'il n'y avait point de courant d'air, et
que le lieu des déjections n'avait pas même de
porte; cette odeur infecte, jointe à celle des
mets, et à l'émanation des corps de malheureux dont la plupart n'étaient pas propres,
viciait l'air à tel point que la chandelle n'y
jouissait pas de la moitié de son expansion lu-
mineuse. Il n'y a pas de doute que quelque

fièvre contagieuse n'eût été produite , si je n'avais pas eu le soin d'engager à fumer du tabac ou des plantes odorantes ; si je n'avais pas fait brûler quatre fois par jour des résines, et fait vaporiser du vinaigre, qui neutralisait les miasmes putrides. Dans ce vaste local qui avait été un réfectoire de moines, dont on avait bouché les croisées , tous les chalits se touchaient, et il n'y avait dans la longueur qu'une ruelle d'environ trois pieds de large. Malgré mes précautions , ce séjour aurait été fatal à tous ceux qui y étaient, si on y eût été détenu l'été ; mais , à force de sollicitations , j'obtins ma translation, et celle de mes infortunés compagnons, dans un lieu aéré , parce qu'on reconnut enfin le danger du premier local.

C'est dans ce sépulcre des vivants que je commençai à perdre la vue ; j'y fus enseveli pour avoir démontré qu'une doctrine scientifique était fausse et absurde : on me dépouilla de mes places , et je ne parvins à obtenir la liberté et la vie qu'en donnant mille louis.

Que des hommes dont on démontre le délire scientifique se vengent cruellement , on en a l'exemple dans ce qui est arrivé à Ramus, qui fut massacré ; mais que des élèves, qui doivent leur instruction et leur état à un maître qui ne leur a jamais fait que du bien, aient profité de son incarcération pour s'emparer de ses places, cela prouve que, quand les services sont si éminents qu'ils excèdent les bornes de la reconnaissance, ils ne sont payés que par l'ingratitude

> *Qui pretium meriti ab improbis desiderat,*
> *Bis peccat.* PHEDRE.

Effet du méphytisme des latrines.

LES caveaux destinés à recevoir les déjections alvines, sont nommés *latrines*, ou *fosses d'aisance.* La matière fécale qu'elles renferment commence par y éprouver une décomposition, d'où résulte du gaz inflammable hépatique. Si l'on projette dans ces fosses un papier allumé, loin de s'y éteindre, il met le feu au gaz inflammable. S'il s'y trouve quatre parties d'air atmosphérique contre deux de gaz inflammable, il se produit une détonnation telle, qu'elle écarte et rejette au loin le couvercle ou la clef de ces latrines.

Si la matière fécale se trouve en grande quantité, et accumulée depuis long-temps dans les fosses d'aisance, la décomposition de ces matières devient telle, que, de jaunes qu'elles étaient, elles prennent une couleur verdâtre, et sont d'une fétidité insupportable. Le gaz qui s'en dégage alors est pesant, n'est point inflammable, mais délétère. C'est pour l'enlever de ces fosses qu'on a recours à des ventilateurs, dont les tuyaux doivent prédominer les habitations ; malgré cette précaution, une partie de ce gaz retombe, de sorte qu'on devrait ne ventiler que pendant la nuit. J'ai vu une personne qui passait dans la rue près d'une maison où l'on opérait la ventilation, être si subitement frappée par ces miasmes, qu'elle perdit connaissance ; après être revenue, elle éprouva un violent mal de tête.

Les miasmes qui constituent le méphytisme des latrines, peuvent frapper de mort ceux qui sont dans son atmosphère. Cette mort est précédée par trois états : dans l'un, qui est nommé *mitte*, par les vidangeurs (2), le malade éprouve une irritation insupportable de la membrane pituitaire, qui cause un enchifrenement, et produit un picotement dans les yeux, qui est quelquefois suivi de la cécité.

Dans le deuxième état, que les vidangeurs nomment *plomb*, celui qui en est affecté pousse des cris, suivis d'un gazouillement dans

------

(1) Dans une ordonnance de police rendue sous Henri **IV**, en 1608, les vidangeurs sont désignés sous les noms de *maîtres fi-fi*, et de *maîtres des basses-œuvres*.

le gosier. C'est cette espèce de sterteur que les vidangeurs nomment *chant*. Le gazouillement cessant, le malade est dans l'état de mort, qui n'est réellement qu'une vraie asphyxie, dont on peut le rappeler par l'alcali volatil fluor employé promptement, comme il est indiqué à l'article *asphyxie*.

Dans Paris, les puits sont souvent très-près des latrines ; le gaz qui perspire à travers se porte dans la capacité vide du puits, et le méphytise si fortement qu'on a vu des hommes y être asphyxiés successivement lorsqu'ils descendaient dans ces mêmes puits, et périr faute de secours convenables. Onze vidangeurs furent frappés de mort par l'émanation méphytique de la même fosse, comme on le voit dans l'Encyclopédie, dans le mémoire rédigé par le docteur Maret, de Dijon, d'après ses observations et celles de MM. Laborie, Cadet et Parmentier.

C'est afin de prévenir de pareils accidents, et empêcher que la vanne, ou matière fluide des latrines, ne s'infiltre dans les terres, qu'une ordonnance de police enjoint que les fosses d'aisance aient des contre-murs épais de deux pieds, et entre les deux un lit de glaise de huit ou dix pouces d'épaisseur, et que le sol de ces fosses soit glaisé et pavé.

La matière fécale des latrines, qu'on nomme

gadoue, devient utile après sa dessication, et produit, après avoir été divisée, un terreau végéto-animal, qu'on nomme *poudrette* ; elle est brune, sans odeur, et propre à une végétation hâtive.

Les habitants du Thibet portent dévotement en amulette les déjections alvines désséchées du grand Lama : on voit que ceux qui desservent cette divinité savent aussi tirer parti de tout, à-peu-près comme on a vu dans l'Europe des missionnaires vendre au prix du diamant de petits morceaux de corne d'élan, oblongs, lenticulaires, annonçant que c'était la pierre du serpent *cobra*, qui avait la propriété de détruire les venins et de remédier à la rage, étant appliquée sur la morsure.

Des moufettes acides.

L'ATMOSPHÈRE des laboratoires de chimie peut se trouver insalubrée par le gaz acide ignifère, ou par le gaz acide nitreux. Il suffit de mettre dans une capsule ou dans un verre de l'alcali volatil fluor, qui neutralise ces acides, et fait cesser leur effet corrosif et délétère.

En effet, lorsque le gaz acide ignifère pénètre dans le poumon, il déchire les vaisseaux de ce viscere, produit un crachement de sang qui peut être suivi de la mort (1).

Ces gaz sont plus légers que l'air atmosphérique ; mais il en est un plus pesant, le gaz acide méphytique, qui n'affecte pas l'odorat, lequel s'introduit dans la poitrine sans y exciter d'irritation sensible, et empêche l'air d'y avoir accès. Dès cet instant, le jeu du poumon cesse, ainsi que le battement des artères ; le sentiment des nerfs est anéanti. Cet état, qu'on nomme *asphyxie*, mot grec qui signifie privation du pouls, est un état de mort, qui cesse dès qu'on a neutralisé, par de l'alcali volatil fluor, l'acide qui le produisait, par sa stagnation dans le poumon, ce qu'on opère en mettant dans les narines des mèches de papier imbibées d'alcali volatil, et en introduisant dans la bouche vingt à vingt-cinq gouttes de cet alcali, étendu d'une cuillerée d'eau.

Cet effet a lieu parce que le gaz acide méphytique, ci-devant *air fixe*, a la propriété d'attirer l'alcali volatil (2), comme je l'ai dé-

---

(1) Et c'est ce gaz qui a été si vanté sous le nom de *désinfecteur salubre*.

(2) Quoique des médecins *oxiphiles* aient avancé que dans ce cas l'alcali n'agissait que comme stimulant, il n'en est pas moins constant que c'est en neutralisant l'acide mé-

montré en 1777, en présence de l'empereur
d'Allemagne, Joseph II, dans la séance de
l'académie des Sciences de Paris, où ce prince
assista.

Le moyen que je viens d'indiquer pour rappeler à la vie les asphyxiés, doit toujours être
tenté, car j'ai vu des personnes qui l'étaient
depuis plus de trois heures, être rappelées à
la vie par ce moyen, après qu'on eut employé
en vain le vinaigre, l'eau des Carmes, et des
aspersions d'eau.

Les asphyxiés qui ont été rappelés à la vie,
ressentent quelquefois pendant plusieurs jours
des douleurs de tête, résultat du sang qui
s'est porté au cerveau pendant cet état de
mort apparente.

Soit que l'asphyxie ait été produite par l'a-
cide méphytique qui résulte de l'air décomposé par le charbon, ou par le gaz de la fermentation vineuse (1), ou par la commotion

---

phytique, ce qui m'a fait mettre pour épigraphe à l'ouvrage
que j'ai publié sur les asphyxies : *Contraria contrariis
curantur.*

(1) Il faut éviter d'entrer et de rester dans un fournil où
l'on a déposé le pain sortant du four. L'odeur en est at-
trayante, mais mortelle, à cause du gaz acide méphytique
vineux qui s'en dégage. Boerhaave rapporte que deux per-

fulminante, ou par l'air qui se détruit dans le poumon pendant la submersion ; dans tous ces cas, on rappelle à la vie les êtres asphyxiés par le moyen précité ; ce dont je me suis assuré en rappelant à la vie des oiseaux foudroyés, des hommes noyés, et même un cheval.

Le même moyen faisant disparaître comme par enchantement l'asphyxie et l'apoplexie, la cause qui produit l'un et l'autre de ces états serait-elle semblable ?

Le mot *apoplexie* est dérivé du grec, et signifie *abattre, rendre stupide*. Dans cet état, le battement des artères existe, ainsi que la respiration, qui est si gênée, qu'elle ressemble au râle, état qu'on nomme *sterteur*. Les yeux restent fermés, les dents serrées, et cet état est quelquefois si foudroyant, qu'il est presque aussitôt suivi de la mort. Mais l'être est bientôt rappelé à la vie, quand on est assez heureux pour employer sur-le-champ l'alcali volatil fluor, de la même manière que pour l'asphyxie.

L'explication de l'effet de l'alcali volatil dans l'asphyxie, est différente de son effet dans

---

sonnes furent frappées de mort par ces vapeurs, effet que j'ai vu aussi se produire sur une femme. Tous ces êtres pouvaient fort bien n'être qu'en asphyxie, et auraient pu être rappelés à la vie par l'alcali volatil.

l'apoplexie : dans le premier cas, l'alcali neu-tralise l'acide méphytique qui stagne dans le poumon, tandis que dans l'apoplexie, l'alcali stimule le systême nerveux, et lui restitue la propriété de reprendre ses fonctions.

L'emploi intérieur de l'alcali volatil fluor, remédiant instantanément à l'apoplexie com-mençante, fait connaître que cet état est dû à un acide qui suspend l'action des nerfs ; aussi éprouvent-ils un relâchement subit qui occa-sionne la dilatation des vaisseaux sanguins et séreux du cerveau qui se rompent ; de-là, l'épanchement qui se manifeste en plus ou en moins dans ce viscère. L'asphyxie, qui est l'atonie complète des nerfs, est produite par l'acide méphytique. Cet état plus compliqué que l'apoplexie, manifeste aussi épanchement dans le cerveau.

Quoique les praticiens distinguent l'apoplexie en *séreuse*, et en *sanguine*, cependant elles ont la même cause, à laquelle on ne peut remédier qu'à l'aide d'un stimulant, qui est en même-temps propre à atténuer et à neutraliser l'acide, cause immédiate de l'atonie des nerfs.

Lorsque l'apoplexie n'a pas été foudroyante, elle est suivie de paralysie ou relâchement des nerfs, auquel on peut remédier dans le début, en faisant prendre, trois fois par jour, quinze

gouttes d'alcali volatil fluor, dans trois cuillerées d'eau froide ; traitement qu'il faut continuer pendant huit ou dix jours, et qui m'a
parfaitement réussi, il y a quarante ans, sur
Jacques, premier garçon du jardin des Plantes.

Effet du venin des insectes.

Il paraît en général, que le venin de tous
les animaux est de nature acide ; aussi l'alcali
volatil fluor fait-il cesser presqu'aussitôt leur
effet.

La piqûre de l'abeille, de la guêpe, des cou-
sins, excite sur-le-champ une vive douleur,
accompagnée de gonflement et d'inflammation
produits par la coagulation des fluides qui cir-
culent dans le tissu animal ; mais ce désordre
n'a pas lieu, si, aussitôt que le dard de l'insecte a introduit son venin, on porte sur la
piqûre un atome d'alcali volatil fluor, qui neutralise le venin acide.

Il y a des insectes qui exsudent un acide
volatil qui agit par la seule émanation. Les
fourmis en offrent l'exemple : aussi, lorsqu'on
renverse une fourmillière, l'acide qui en sort
sous forme de gaz, agit-il sur le tissu délicat du
visage, et y produit-il rougeur et inflammation,
qu'on peut faire disparaître aussitôt, en se

lavant avec de l'eau, dans laquelle on aura mis quelques gouttes d'alcali volatil.

Effet du venin de la vipère.

L E célèbre Richard Méad, dans son Essai sur les poisons, dit que le venin de la vipère, ainsi que celui de la tarentule, est de nature acide ; qu'il rougit la teinture de tournesol. Le venin de la vipère, pris intérieurement, ne produit aucun mauvais effet, comme l'a fait connaître Rhedi, qui rapporte avoir vu le nommé Sosi, avaler du venin de vipère délayé dans de l'eau. Il dit que ce venin avait la couleur et la spissitude de l'huile.

Bernard de Jussieu a fait connaître, en 1774, que l'alcali volatil fluor (1) était le moyen de remédier à l'effet délétère du venin de la vipère, comme on peut le voir dans les Mémoires de l'Académie. Le nommé Vidal, qui, dans une herborisation, avait été mordu par une

---

(1) L'alcali volatil fluor est également propre à remédier à la morsure de la céraste et du serpent à sonnettes. Les serpents ovipares, tels que la couleuvre, ne sont point dangereux : celle-ci pond avec douleur, qu'elle exprime par des sifflements aigus, assez forts pour empêcher de dormir ; ce que j'ai reconnu, en ayant mis dans ma chambre un grand bocal où j'avais déposé une couleuvre sur du son.

vipère en trois endroits, au pouce, au doigt
index de la main droite et au pouce de la main
gauche, ne tarda pas à éprouver une vive douleur dans le bras et un engourdissement dans
les doigts, qui fut suivie d'enflure, accompagnée de défaillance (1). Bernard de Jussieu lui
fit avaler dix gouttes d'alcali volatil fluor dans
un demi-verre d'eau, dose qui fut répétée
quatre fois dans la journée. Bernard de Jussieu
fit aussi frotter les morsures avec ce même
alcali ; il fit mettre en outre sur les plaies des
compresses d'eau alcalisée. L'enflure des bras,
qui avait pris une teinte jaune, disparut dans
l'espace de vingt-quatre heures, à l'aide d'une
embrocation faite avec de l'huile mêlée d'alcali
volatil.

Bernard de Jussieu fit continuer pendant
cinq à six jours l'usage de l'alcali volatil, à la
dose de quatre à cinq gouttes dans un demi-
verre d'eau, précaution qu'il crut nécessaire,
quoique tous les effets du venin eussent cessé
dans l'espace de quarante-huit heures.

Le fait suivant paraît propre à constater que

---

(1) Quoique l'abbé Fontana, directeur du cabinet de
Florence, ait écrit un volume in-4°, dans lequel il prétend
prouver que le venin de la vipère n'est point dangereux, il
est démontré par l'expérience que son assertion est erronée.

le venin de la tarentule (1) est aussi de nature acide, puisque l'alcali volatil est propre à y remédier.

On lit dans la gazette de Madrid, du 18 juin 1779, n° 49, qu'un batteur en grange ayant été piqué au menton par une tarentule, vers minuit, il ne tarda pas à être réveillé par les douleurs les plus fortes et les plus aiguës, qui se firent sentir, sur-tout dans les articulations. Son pouls était lent et si affaibli, que cet homme paraissait menacé de mort ; il éprouvait un engourdissement général, lorsque Diez de Ojeda lui fit prendre quinze gouttes d'alcali volatil fluor dans six onces d'eau ; il fit appliquer des compresses imbibées du même alcali sur les articulations. Le malade, se sentant soulagé, demanda qu'on lui donnât encore de l'alcali ; ce qu'on répéta à la dose de douze gouttes, trois fois dans la journée. L'effet fut si marqué, qu'au bout de vingt-quatre heures cet homme ne se ressentit plus de rien.

L'effet naturel du venin de la tarentule ne peut être détruit par la musique, comme on l'a avancé, ce qui a pu être accrédité par quelque jongleur ; car il est absurde de suppo-

---

(1) La plupart des araignées sont plus ou moins venimeuses ; cependant j'ai vu un homme en manger avec plaisir.

ser qu'un air de violon puisse détruire l'effet d'un venin coagulant.

Le docteur Méad, dans son Traité sur les poisons, dit que le venin de la vipère, ainsi que celui de la tarentule, agissent en coagulant le sang.

On voit par cet exposé que l'effet du venin de la vipère, ainsi que celui de la tarentule, sont accompagnés de symptômes semblables et d'une mort inévitable, si l'on n'emploie pas le moyen de neutraliser l'acide qui l'a produit.

La piqûre de la scolopendre, connue aussi sous les noms de *mille-pieds* et de *malfaisant*, produit à-peu-près le même effet que la tarentule.

La scolopendre d'Amérique a six à sept pouces de long; celle des Antilles n'en a que quatre à cinq. On remarque à la lèvre inférieure de cet insecte deux crochets recourbés, fistuleux, avec lesquels il injecte son venin. Sa piqûre produit une douleur vive, à laquelle succèdent l'inflammation, l'enflure et la fièvre.

Botius rapporte que la piqûre de la scolopendre occasionne la folie. L'alcali volatil fluor, appliqué sur la piqûre, détruit l'effet du venin de cet insecte. Cet alcali agit de même lorsqu'on en applique sur la piqûre faite par le scorpion. On a observé que les scorpions d'Afrique étaient beaucoup plus malfaisants que ceux d'Europe.

Moyen de remédier à la piqûre faite par l'aiguillon de la Vive, TRAGINA (1) *de Rondelet,* TRACHINE *de Lacépède,* ARAIGNE *chez les habitants du Midi.*

LES piqûres faites par les aiguillons de ce poisson, vivant ou mort, occasionnent des douleurs insupportables.

Rondelet rapporte qu'il a vu des piqûres faites par les aiguillons de la *vive*, qui furent accompagnées d'inflammation et d'enflure considérables, suivies de gangrène, dont l'effet est presque toujours funeste.

Ce naturaliste dit que la vive porte vers la tête cinq aiguillons très-pointus, dont la piqûre est vénimeuse. C'est afin de prévenir les accidents qui peuvent résulter de leur piqûre, que la police a rendu une ordonnance qui dé-

---

(1) *Tragina*, mot corrompu du grec ΔΡΑΚΑΙΝΑ, nom sous lequel les Grecs ont désigné la vive.

ΔΡΑΚΑΙΝΑ, *Dracæna* en latin; en français, *femelle du dragon.*

Quelques auteurs ont donné à la vive le nom de *draco-marinus*. Voyez la Dissertation de Rondelet, page 240 de l'édition française imprimée à Lyon en 1558.

fend de mettre en vente des vives dans les marchés, sans avoir arraché leurs aiguillons.

L'effet du venin de l'aiguillon de la vive a quelque rapport avec le venin introduit par la piqûre de l'espèce d'araignée qu'on nomme *tarentule*. Serait-ce ce rapport qui aurait fait donner, par les habitants du midi, le nom d'*araigne* à la vive ?

Ce qui est certain, c'est que l'alcali volatil fluor fait cesser presque aussitôt l'effet du venin de l'aiguillon de la vive, fait qui m'a été indiqué par M. le marquis de Marialva, connu par son goût pour les sciences : il m'a dit qu'une seule goutte de cet alcali, appliquée sur la piqûre faite par l'aiguillon de la vive, faisait disparaître à l'instant la douleur, et détruisait l'effet de ce venin.

Effet du virus hydrophobique.

Le virus de la rage est très-certainement de nature acide, puisque l'alcali volatil fluor détruit radicalement son effet, lorsqu'il est employé à temps et en dose convenable ; ce que j'ai eu le bonheur de vérifier, comme je l'ai exposé dans divers mémoires que j'ai fait imprimer.

Les propriétés de l'alcali volatil, comme anti-hydrophobiques, avaient été reconnues

par quatre célèbres médecins : Tissot, Belle-
teste, Lassone et Blais.

Des faits aussi utiles à l'humanité ne pou-
vant être trop connus, j'ai cru devoir les
retracer, et je le fais avec d'autant plus d'assu-
rance, que j'ai été à portée de suivre la rage
dans toutes ses périodes.

De tous les maux qui affligent l'humanité,
la rage est le plus terrible. C'est la maladie
dont la nature et le caractère étaient les moins
connus, quoiqu'elle ait existé dans tous les
temps, dans tous les pays. Cela provient peut-
être de ce qu'il n'y a point d'homme, tel courageux qu'il soit, qui ne se sente glacé d'effroi
lorsqu'il est en présence d'un enragé, dont la
moindre portion de salive peut communiquer
l'hydrophobie. D'ailleurs, dans l'accès du délire furieux que la rage produit, les forces
paraissent centuplées, comme le prouve le fait
suivant, rapporté dans le Journal de Henri IV,
par l'Étoile, page 183, où il est dit :

« Le 30 du mois de mars 1602, on remarqua
« une chose prodigieuse à Paris, d'un homme
« enragé qui s'y promenant, mordait tous ceux
« et celles qu'il pouvait attaquer : il alla au
« Marché - Neuf, où il fit fuir tout le monde ;
« de-là il passa à la Place Maubert, où, entre
« autres actes étranges, il mit avec ses deux

« mains un chien en pièces et l'étrangla , en-
« core qu'il le mordît ; puis, ayant advisé un
« âne, se rua dessus, et avec ses dents lui ar-
« racha la queue. »

Les premiers symptômes de la rage s'an-
noncent par de la tristesse, de la nonchalance,
un engourdissement presque général, un froid
presque continuel, de la peine à respirer, une
angoisse qui ne quitte pas le malade, dont le
pouls est faible et irrégulier ; son sommeil est
agité, inquiet, traversé par des rêves, des sursauts, des frayeurs ; le malade éprouve quelquefois une douleur dans la gorge ; c'est à cet
état qu'on donne le nom de *rage mue ;* elle
précède la *rage confirmée,* ou *rage blanche ,*
pendant laquelle le malade ressent une vive
douleur dans l'estomac toutes les fois qu'il
avale sa salive. Il est pressé par une soif ardente, mais il ne peut voir l'eau, il ne peut
même en entendre parler sans horreur, sans
convulsions ; l'urine s'épaissit, et se supprime
quelquefois ; la voix devient rauque, et souvent se perd entièrement. Un délire furieux
s'empare du malade , ses yeux deviennent
rouges, son regard fait frémir. Les bords de
ses lèvres sont chargés d'écume ; c'est alors
qu'il cherche à mordre , et qu'il est tourmenté
par des satyriasismes : le premier accès em-

porte ordinairement le malade qui périt dans des convulsions.

Lorsque l'hydrophobie, ou horreur de l'eau, ne s'est point annoncée, on peut employer l'alcali volatil fluor avec un succès certain, comme je l'ai éprouvé ; fait qui m'a été aussi constaté par une lettre que m'écrivit M. Nogueres, curé de Passy-lez-Paris, le 7 août 1778.

Un de mes paroissiens, dit-il, nommé Olivier, garçon jardinier, fut mordu par un chat enragé, au doigt du milieu de la main droite ; vingt jours après cet accident, le sommeil d'Olivier fut troublé par des agitations violentes accompagnées de délire : éveillé, Olivier avait les yeux hagards.

Ces symptômes, précurseurs de l'hydrophobie, déterminèrent le curé à faire avaler à Olivier quinze gouttes d'alcali volatil fluor dans un petit verre d'eau. Ce jardinier vint trouver le curé le lendemain, pour lui dire qu'il avait dormi tranquillement toute la nuit. Le curé lui fit encore prendre dix gouttes d'alcali pendant huit jours : cet homme s'est toujours bien porté depuis. Ce fait est d'autant plus remarquable, qu'un de ses voisins, qui avait été mordu, dans le même temps, par le même chat, périt à l'Hôtel-Dieu, dans un accès de rage.

Le fait suivant, dont j'ai été témoin, prouve que l'alcali volatil fluor n'est d'aucune utilité lorsque l'hydrophobie, ou horreur de l'eau, s'est manifestée.

Le 11 janvier 1796, un chien enragé s'était retiré sous le hangard d'une maison du hameau de Villeberfol, près de Blois. Une fille âgée de 24 ans, étant allée, vers les sept heures du matin, pour prendre du bois, le chien se jeta sur elle, la terrassa, et la mordit en deux endroits, au gras de la jambe, dont il emporta gros comme un œuf des muscles : cette jambe offrait quatre plaies effrayantes. Ce même chien s'étant introduit dans la ferme voisine, mit en pièces des oies, et mordit un chien à la lèvre inférieure. Le berger, étonné du bruit, sort de son lit, ouvre sa porte, et est aussitôt assailli par le chien enragé, qui le mord au nez, et déchire une partie de sa narine droite. Ce jeune homme repousse le chien du bras gauche, et en est mordu vers le milieu ; il tombe, et le chien se jette sur sa jambe, qu'il mord en deux endroits.

Cet évènement se passait dans une ferme où je m'étais retiré pour me soustraire à la persécution. On vint m'avertir : je lavai les plaies du berger avec de l'eau alcalisée, et fis avaler à ce jeune homme quinze gouttes d'alcali volatil fluor, dans un demi-verre d'eau ; je mis des compresses d'eau alcalisée sur les plaies. Ayant remis de nouvelles compresses le soir, je trouvai que le gonflement des plaies était en partie passé : le berger avait pris douze gouttes d'alcali, trois fois dans la journée.

Une hémorragie survenue à la plaie du nez du berger, me détermina à envoyer un exprès à Blois, pour y demander le secours d'hommes éclairés. MM. Hadoux et Vallon, officiers de santé, virent le blessé, et ne purent arrêter l'hémorragie par un tampon, puisqu'elle dura près de trente-six heures, quoiqu'on lui fît prendre de l'eau acidulée de rabel, qui neutralisa le bon effet qu'aurait dû produire l'alcali volatil.

Le malheur voulut qu'au bout de trois jours ce berger se retirât chez ses parents, où malgré la fièvre il ne vécut que de lait caillé. Cependant ses plaies se cicatrisèrent, et au bout de quinze jours il revint garder ses moutons, ne se plaignant de rien, pas même des peurs et des sursauts qu'il éprouvait le jour et la nuit.

Quarante-cinq jours après avoir été mordu, ce berger fut attaqué d'hydrophohie, sans que ses plaies se rouvrissent.

Le 24 février, en revenant des champs avec

ses moutons, il les conduisit à l'abreuvoir, et dès qu'ils s'approchaient de l'eau, il s'efforçait de les en détourner.

En rentrant à la ferme, il dit qu'il croyait avoir la fièvre, et il l'avait en effet ; cependant il mangea un peu de soupe : son sommeil fut très-agité pendant la nuit.

Le lendemain, à onze heures du matin, il me dit, en me montrant une soupe épaisse qu'il avait devant lui, l'*eau me répugne*. Cependant je crus devoir le forcer d'avaler un demi-verre d'eau, dans lequel j'avais mis vingt gouttes d'alcali volatil fluor : en prenant le gobelet, son bras se roidit, et, après les plus grands efforts, il avala en trois fois ce breuvage, qui lui procura du calme. Une demi-heure après je réitérai la dose, mais l'horreur de l'eau étant devenue plus forte, ce ne fut qu'après des efforts incroyables qu'il parvint à en avaler une partie.

Ce garçon plein de courage disait : *je sens ma fin, qu'on n'aie pas peur ; je remercie des soins qu'on veut bien prendre de moi, j'espère surmonter le mal.*

La deuxième dose d'alcali volatil produisit encore un effet sensible ; la peau, qui était sèche et brûlante, devint moite.

On ne pouvait approcher la main de la tête

du berger, sans lui faire éprouver une vive terreur, qu'il ressentait lors même qu'il élevait ses mains.

A trois heures je lui présentai un peu de bouillon, mais il ne put parvenir à le porter à sa bouche : il pria qu'on n'employât aucun moyen pour l'y contraindre, disant que son nez, sa gorge, sa poitrine et son estomac ne pouvaient rien supporter. Ses yeux étaient hagards, mais sa raison n'était pas encore troublée.

Ce berger parut éprouver un relâchement pendant la nuit, il lâcha abondamment sous lui, et rendit des matières vertes. Le 26 au matin il était pâle et faible ; cependant il se leva pour se changer, passa sa chemise par dessous ses pieds, de peur de s'effrayer en la passant par-dessus sa tête. A onze heures du matin l'œil droit de ce jeune homme sembla s'éteindre ; il demanda un gobelet pour essayer de boire ; mais la vue de l'eau le saisit d'horreur, il ne put l'approcher de ses lèvres. Il rejeta tout ce qui le couvrait, disant qu'il ne pouvait le supporter. Peu de temps après il dit : *je voudrais boire, mais je ne puis supporter la vue de l'eau ; qu'on me mette du lait dans une assiette et un chiffon trempé dedans, je le sucerai sans voir l'assiette ni le lait ;* ce qu'il tenta de faire, mais le fluide approchant de ses lèvres excita un grincement de dents et des convulsions. Un instant après il demanda un chalumeau de paille, afin d'aspirer le lait; mais ce fut sans succès; dès que le fluide touchait sa langue il tombait dans des convulsions épouvantables : s'approchait-on de lui, il étendait son bras, et disait : *écartez-vous et parlez bas, vous m'effrayez*. Aussitot le hoquet le prenait, il était suivi de soubresauts, et il s'écriait : *ces hoquets vont me faire périr, je ne puis respirer, je n'aurai pas la force de les supporter ; j'ai un poids énorme sur l'estomac.* La fièvre ne se manifestait pas sensiblement : vers les cinq heures de ce même jour, la tête se prit; le berger délira. A six heures, il entra dans une agitation effrayante ; il tenta de s'échapper.

Il avait demandé des dragées quelques instants avant, et il les mangea avec une espèce de fureur ; ce qui me fit craindre l'accès de rage. Je le fis lier aux quatre coins de son lit avec de doubles cordes : il était retenu par le milieu du corps, à l'aide d'un drap ployé en quatre, ex fixé sous le lit par des cordes. Ses bras étaient liés de manière que ses mains pouvaient s'approcher sans se toucher. Pour parvenir à le lier, trois hommes forts lui jetèrent

un lit de plumes sur le corps, on se saisit en
même temps de ses bras et de ses jambes ; il
fit un violent effort pour se débarrasser, vomit
une matière rougeâtre et fétide ; peu après il
urina ; l'eau qui s'échappait de lui le pénétra
de frayeur, et le fit tomber dans des convulsions terribles.

Jusques - là ce berger n'avait éprouvé que
l'hydrophobie, un délire intermittent et con-
vulsif, avec soubresauts et hoquets dans les
intervalles ; il jouissait de toute sa raison ; mais
il la perdit à dix heures du soir, où il commença à parler avec une vivacité extrème. De
demi-quart-d'heure en demi-quart-d'heure ses
sons, ou plutôt ses cris, étaient aigus, prolon-
gés, lamentables ; il se débattait violemment,
grinçait des dents, et s'appaisait. Quand il ne
parlait pas, il mordait une cuiller de bois qu'on
lui avait laissée, et frappait à grands coups la
muraille avec une de ses mains qui était liée
lâchement, puis il s'agitait avec violence, parlait avec fureur. Pendant tout ce temps il avait
sur les lèvres gros comme une noix d'une
écume roussâtre, qui était repoussée par
d'autre écume mêlée de sang. Ce malheureux
expira à quatre heures du matin, après être
resté six heures dans ce terrible accès. Je visi-
tai son cadavre, et ne trouvai rien d'extraor-
dinaire à sa surface.

L'hydrophobie, ou horreur de l'eau, dura trente-cinq heures; pendant tout ce temps le berger eut le rire sardonique, peu de délire, des hoquets avec soubresauts ; il ne pouvait entendre parler haut, ni souffrir qu'on l'approchât, parce qu'on l'effrayait. Lorsque l'accès de la rage se manifesta, le hoquet cessa, le délire ne quitta plus : le malade voulait qu'on lui parlât haut et qu'on l'approchât.

J'avais fait transporter à l'hôpital de Blois la fille qui avait été si cruellement mordue par le chien enragé, une demi-heure avant le berger. Elle fit usage de l'alcali volatil matin et soir, à la dose de douze gouttes, pendant quarante jours, au bout desquels ses plaies furent cicatrisées. Elle fut en état de reprendre ses rustiques et pénibles travaux : elle accoucha six mois après; depuis, elle a joui d'une bonne santé.

Lorsqu'on a le courage de brûler la plaie, aussitôt après la morsure d'un animal enragé, on prévient les effets du virus de la rage. J'ai vu ce moyen employé avec succès chez le prince de Conti, à l'Isle-Adam, et à Blois, par un limonadier qui avait été mordu par un chien enragé. Il suffit de couvrir la morsure de poudre à canon, à laquelle on met le feu. Dans ce cas, l'alcali volatil produit par la destruction du tissu animal, neutralise l'acide du virus de la rage.

C'est principalement dans la salive que réside le virus hydrophobique, qui peut agir sans avoir été introduit par intussusception, comme Gallien, et beaucoup d'autres médecins l'ont écrit.

M. Hermann rapporte, dans une Dissertation sur la rage, qu'il a publiée à Strasbourg en 1778, qu'une jeune fille qui gardait un homme attaqué de la rage, ayant enlevé avec ses doigts et essuyé avec son mouchoir la bave de ce malheureux, fut atteinte, peu après, de mélancolie ; elle pleurait et riait par intervalle, était sombre et rêveuse ; elle se plaignait de suffocation et de serrement dans le gosier, comme si on eût voulu l'étrangler. M. Hermann ayant reconnu en elle les principaux symptômes de la rage, la traita par les frictions mercurielles, moyen qui a été employé aussi par M. Dussault.

Dans ce cas, le mercure produit le même effet que l'alcali volatil, puisqu'il le dégage du sel ammoniac animal, comme l'a prouvé le docteur Mitié.

Le virus hydrophobique agit principalement sur les nerfs. La fièvre et le délire qu'il occasionne sont dus à l'acide qui caractérise ce virus.

Parmi les animaux domestiques, le chien est plus sujet à la rage que les autres. Lorsque cette maladie commence, le chien perd peu-à-peu l'envie de manger, devient morne, se cache des hommes, a la queue et les oreilles pendantes ; il grogne au lieu d'aboyer, s'élance sur tout ce qu'il rencontre, craint cependant encore son maître. Peu après ses yeux deviennent chassieux, il ouvre beaucoup sa gueule, sa langue est pendante et plombée ; il rejette une écume, il halète, respire avec peine ; tantôt il court très-vîte, tantôt il se traîne avec lenteur ; le moindre bruit augmente la rage : quand l'accès est à ce point, le chien méconnaît son maître, et crève dans l'espace de vingt-quatre à trente heures.

Le même chien qui avait mordu la fille et le berger de Villeberfol, avait aussi mordu à la lèvre un chien du berger. Je voulus lui faire prendre de l'alcali, mais sa résistance et ses gestes m'en empêchèrent. Je le fis enfermer dans une loge ; au bout de quinze jours il cessa de boire et de manger, il poussait des cris effrayants ; c'est alors que je le fis tuer d'un coup de fusil.

On a été long-temps dans l'opinion que les bains de mer étaient un des moyens de prévenir la rage ; cependant Ambroise Paré avait démontré que c'était un moyen très-insuffisant, comme cela a été constaté depuis par M. Sabbatier, célèbre anatomiste.

Deux invalides furent mordus par un chien enragé, l'un au visage et à la tête, l'autre à la poitrine ; ce dernier n'avait qu'une incision produite par une seule dent qui avait traversé son ceinturon et son habit, de sorte que la salive ayant été essuyée, la blessure n'était pas plus dangereuse qu'une piqûre.

Ces invalides ayant demandé à aller à la mer, M. Sabbatier fut chargé de les conduire à Dieppe, où l'on tint ces malades à genoux, en chemise, dans la mer, fort près du rivage : deux hommes forts leur déprimaient la tête ; lorsque la vague venait, on la leur faisait passer par-dessus tout le corps, ce qu'on continua pendant neuf jours.

De retour à Paris, l'invalide qui avait été grièvement blessé eut un accès de rage dont il mourut ; l'autre invalide n'éprouva rien ; parce que le ceinturon et l'habit avaient essuyé la salive, et que la dent n'avait fait que percer la peau de la poitrine.

Des effets vénéneux de quelques substances métalliques.

L'ARSENIC est le poison le plus redouté, et dont les effets sont les plus terribles ; mais on y remédie par l'emploi du vinaigre.

Les Chinois et les Indiens font de l'arsenic une des bases de leur médecine, et leur purgatif ordinaire. Pour cet effet, ils mettent séjourner, pendant vingt-quatre heures, du suc de limon, dans des vases d'arsenic sulfure, connu sous le nom de *realgar*.

Le vinaigre, pris intérieurement, est l'antidote de l'arsenic, fait confirmé par ce qui est arrivé à Metz, le 12 juillet 1779 : la cuisinière d'un maître fondeur de cette ville ayant mis de la chaux d'arsenic blanche dans un ragoût, au lieu de farine, cinq personnes furent empoisonnées. Les vomissements, l'espèce d'étranglement, produits par ce poison, commençaient à se manifester, lorsque M. Sido, pharmacien, fit boire à ces malades de l'eau acidulée par le vinaigre, et prendre des lavements, également acidulés. Cette boisson procura un vomissement abondant, et, au bout de quelques jours, ces malades ne se ressentirent plus de cet accident. L'effet de l'arsenic pris intérieurement est d'exciter d'abord le vomissement et une espèce d'étranglement, comme si l'on avait une corde autour du cou ; à une agitation violente succède le sommeil et la mort, qui est précédée par des convulsions affreuses.

Le cuivre, pris intérieurement, produit des vomissements fréquents et des coliques insupportables. L'eau acidulée par le vinaigre étant prise en boisson et en lavements, détruit promptement l'effet du cuivre, calme le vomissement, et appaise les douleurs du bas-ventre.

Les empoisonnements par le cuivre, dont on formait, en Suède, les ustensiles de cuisine, ayant été très-fréquents, le baron de Schoeffer fit rendre une ordonnance qui en défendait l'usage : la reconnaissance publique lui érigea une statue de bronze.

Les superpurgations occasionnées par les préparations antimoniales (1), sont arrêtées par des boissons acidulées, par le vinaigre, et par les lavements, dans lesquels on a mis une cuillerée de cet acide.

Le vinaigre a aussi la propriété de faire cesser la salivation (2) produite par le mercure :

---

(1) Quoique l'antimoine ait été proscrit pendant environ cent ans, par un arrêt du parlement, les préparations de ce demi-métal sont aujourd'hui très-usitées en médecine.

(2) J'ai été témoin d'un effet effrayant du mercure sur

dans ce cas, cet acide neutralise l'alcali volatil qui enflammait les glandes salivaires. Cet alcali est développé du sel ammoniac que contient la salive, par le mercure, qui s'empare de l'acide animal qu'il neutralisait.

On peut remédier à l'effet du sublimé corrosif, nommé par les anciens *malleus mortis*, en faisant prendre de l'eau alcalisée.

Quoique les empoisonnements occasionnés par le plomb aient été très-fréquents et le soient encore, l'art est cependant presque impuissant pour y remédier. Les vapeurs produites par le plomb fondu, ou celles qui s'exhalent par la calcination de ce métal, occasionnent des coliques terribles et mortelles, connues sous le nom de *colique des peintres*, ou de *colique de Poitou;* lorsqu'on en échappe on est presque toujours affecté de paralysie.

Les cabaretiers, pour corriger l'acidité de leurs vins, ont été pendant long-temps dans l'habitude de les lithargirer (1), l'acide acéteux

---

deux jeunes enfants qui se chauffaient à un feu entretenu avec le bois de vieilles roues peintes en rouge par le vermillon. Le mercure qui s'en dégagea agit à la manière des fumigations, occasionna le gonflement de leur tête, et une salivation abondante.

(1) On peut apprécier la quantité de vin empoisonné qui

(58)

dissolvant la chaux de plomb, forme avec elle un sel sucré qui occasionne une astriction sur les papilles nerveuses de la langue, ce qui excite à boire davantage.

Pareil vin ne tarde pas à produire son effet sur les intestins, qu'il contracte, qu'il fronce, ce qui occasionne des coliques insoutenables.

J'ai vu, à la campagne, un jardinier et sa petite famille être empoisonnés, pour avoir cuit leur pain dans un four qui avait été chauffé avec de vieux treillages qui avaient été peints à l'huile ; peinture dont le blanc de plomb est la base. Ce métal, vaporisé par le feu (1), avait pénétré le pain, ce qui occasionna la mort de deux de ces enfants.

Quoique je n'aie pas eu occasion de faire des expériences sur des individus empoisonnés par le plomb, je ne balancerais pas, en pareil cas, à faire usage de lavements et de boissons acidulées par du vinaigre.

---

s'est vendue à Paris par les cabaretiers, quand on sait que pendant trois années de suite, vers 1750, il s'est introduit dans Paris dix mille pièces de vin de plus, sous prétexte d'en faire du vinaigre, vin dont les cabaretiers absorbaient l'acide par de la litharge.

(1) Il faut éviter de rôtir les viandes à un feu produit par de pareils treillages, parce que le plomb vaporisé les pénétrerait.

Je ne conçois pas comment les mocliques, ou émétique violent, peuvent être employés dans la colique occasionnée par le plomb; il me paraît qu'ils doivent augmenter l'inflammation occasionnée par l'astriction que le plomb a opérée sur les viscères.

Effet du rhus vernix *ou* toxicodendron, *mot grec qui signifie* arbre-poison.

Le vinaigre offre un moyen efficace pour remédier à l'effet terrible du suc laiteux du *rhus toxicodendron*, ce qui m'a été confirmé, l'année dernière, par M. Kneppelout, médecin hollandais, qui m'a dit que sa jeune sœur, étant dans le jardin botanique de Leyde, mit sur sa langue une goutte du suc laiteux qui s'épanchait d'une feuille qu'elle avait arrachée du rhus *toxicodendron*; elle éprouva aussitôt une cuisson brûlante; sa langue se gonfla, et elle ne pouvait plus parler; elle courut à la cuisine, versa du vinaigre dans un gobelet qu'elle porta à sa bouche; aussitôt la douleur cessa, le gonflement diminua : s'étant rincé la bouche une seconde fois avec du vinaigre, elle se trouva entièrement soulagée au bout d'une heure.

Les précautions qu'on prend au Japon et à la Chine, lorsqu'on va à la récolte du suc laiteux du rhus *toxicodendron*, qui produit en se séchant une belle couleur noire, base du *vernis de la Chine*, fait connaître combien on court de dangers lorsqu'il en tombe sur la peau; effet que j'ai vu en grand sur plusieurs terrassiers du Jardin des Plantes, auxquels M. Thouin avait donné les souches, lors du défrichement de l'ancienne école de botanique: ces hommes, après avoir divisé les souches du *toxicodendron*, se les partagèrent; le suc laiteux qui s'en épanchait avait humecté leurs mains, leurs bras; toutes les parties de leur corps qu'ils avaient touchées se gonflèrent au bout de quelques heures, au point qu'elles étaient monstrueuses.

Le docteur Barbeu du Bourg leur donna des soins, et, à l'aide de bains et de liqueurs acidulées, cet état effrayant disparut, et ces hommes reprirent au bout de quelques jours leurs pénibles travaux.

Effet du Sapium.

LE vinaigre est aussi le moyen de remédier à l'effet du suc laiteux du *sapium*, espèce d'euphorbe en arbre, ce qui m'a été indiqué par M. Thouin, mon collègue et mon ami.

Un des garçons du Jardin des Plantes, conduisant une compagnie dans les serres, arracha une feuille du *sapium*, en disant que c'était avec son suc laiteux que les Indiens empoisonnaient leurs flèches ; il jeta la feuille à terre ; elle fut ramassée par une des dames de la compagnie, laquelle porta sur sa langue ce suc laiteux ; dans le même instant elle éprouva la douleur la plus vive ; sa langue et son gosier s'enflammèrent au point de faire craindre pour sa vie : on lui fit boire beaucoup d'eau acidulée par du vinaigre ; au bout de quelques heures l'inflammation et les douleurs cessèrent.

Je ne doute pas que si cette personne se fût gargarisée avec du vinaigre pur, elle n'eût été soulagée aussi promptement que l'a été mademoiselle Kneppeloult, à laquelle le suc laiteux du rhus *vernix* avait procuré sur la langue et dans la gorge un gonflement et une inflammation tels, qu'elle eût été en danger de perdre la vie, sans l'usage du vinaigre.

M. Aubert du Petit-Thouars, célèbre botaniste, étant à Madagascar, et voulant se procurer du suc laiteux du *sapium*, fit une incision au tronc de cet arbre, d'où il s'exhala des miasmes si actifs, que très-peu de temps après son visage fut couvert de pustules, ainsi que son *scrotum*, qui se dépouilla en entier : cet effet terrible ne se manifesta que sur ces deux parties de son corps.

*Effet délétère produit par l'extrait de l'*upas tieute *, introduit par intussusception.*

DES sucs de végétaux qui, pris intérieurement, ne produisent pas un mauvais effet (1), étant introduits dans la circulation par intussusception, procurent une mort si célère, qu'elle se manifeste presque aussi promptement que la dilacération a été produite, comme on le reconnaît par les blessures faites aux animaux, à l'aide de flèches empoisonnées par les Indiens.

Les chairs de ces animaux ne contractent aucune propriété malfaisante.

On doit à M. Lecheneau la connaissance de la substance végétale avec laquelle les habitants de Java préparent le poison terrible dont ils se servent pour empoisonner leurs flèches : pour cet effet, ils prennent l'écorce de la racine de la liane, nommée *upas tieute*, ils la font bouillir dans de l'eau, et après avoir exprimé cette écorce, ils font évaporer sa dé-

----

(1) Cartheuser rapporte que des blessures faites avec des traits chargés de suc d'ellébore noir, sont mortelles, quoique la décoction de cette même plante, prise intérieurement, lâche seulement le ventre, et ne produise aucun mauvais effet par l'usage continu.

coction jusqu'à consistance d'extrait, dans lequel ils trempent l'extrémité de leurs flèches,
sur lesquelles ils forment un enduit qui sèche
promptement : lorsque les Indiens veulent dé-
cocher ces flèches, ils en mettent l'extrémité
dans leur bouche, afin de l'humecter avec leur
salive.

Effet de l'arnica, *ou doronic, pris intérieurement.*

Lorsque je commençai à perdre la vue, je
consultai, entre autres, un célèbre médecin,
qui me dit que l'infusion de fleurs d'arnica
pourrait peut-être détourner ce malheur ; il
me prescrivit d'en faire infuser 24 grains dans
deux tasses d'eau, pour être prises à demi-
heure de distance, m'indiquant cependant que
si la première tasse fronçait les fibres de mon
estomac, il ne fallait pas boire la deuxième ;
j'outrepassai l'ordonnance, parce que la douleur n'était pas vive ; mais un demi - quart-
d'heure après la deuxième tasse, j'éprouvai
dans la tête et dans l'œil des douleurs insupportables, qui furent suivies, un quart-d'heure
après, d'un sommeil léthargique qui dura près
d'une heure.

M'étant levé de mon lit, je me promenai
dans ma chambre ; à peine avais-je fait dix pas

que le sommeil me prenait ; ne voulant point me laisser gagner par cette affection soporeuse, je me relevais, et marchais successivement, manége que je continuai pendant plus de trois heures, après lesquelles, vaincu par l'accablement, je me remis au lit ; quelques heures après, je me réveillai, éprouvant un froid glacial sur les bras et aux extrémités des jambes, froid qui dura presque toute la nuit.

Le lendemain, à peine étais-je levé, que je retombai sur mon lit, sans cependant perdre connaissance ; je fus ranimé après avoir pris un peu d'éther sur du sucre.

Loin d'éprouver du soulagement par ce remède violent dont mourut Gessner, après avoir pris, le matin à jeun, une seule tasse d'infusion de cette plante, ma vue cessa entièrement, et je conservai pendant plus de deux mois une douleur insupportable et périodique dans l'hémi-crane, du côté de l'œil affecté : c'était vers dix heures du matin que cette douleur se manifestait ; elle était si vive, qu'elle m'arrachait des cris ; je restais ordinairement près d'une heure dans cette affection douloureuse, lorsque M. de Lassus me dit que ce que j'éprouvais offrait le caractère de la maladie que Morton a désignée sous le nom de *febris larvata ;* il me conseilla de faire usage de douze grains de quinquina en poudre , deux fois par jour, ce qui me délivra de cette douleur , dans l'espace de quinze jours.

Je me suis ressenti , pendant plus d'un an , de l'effet de *l'arnica ;* mes jambes enflèrent au point que je craignais l'hydropisie : c'est à dater de cette époque que je me réduisis au régime céréal que je continue depuis quatre ans , et auquel je dois , pour ainsi dire , une nouvelle vie.

Si j'eusse connu dans ce temps l'effet du vinaigre, j'en aurait fait usage, et je ne balancerais pas à l'ordonner en pareil cas, si je pratiquais la médecine.

Effet terrible de la belladone.

. La belladone, *strycnos* des Grecs, d'où est dérivé le mot *strycnomanie,* par lequel on désigne la folie causée par cette espèce de *solanum,* est une plante vivace et robuste, dont la fleur, d'un brun sombre, semble annoncer ses effets délétères.

Les anciens ont reconnu que la belladone enivrait à la plus petite dose, rendait furieux si elle était plus forte, et qu'elle produisait la mort si la dose était plus considérable.

. D'après les observations de plusieurs médecins célèbres, et entre autres de M. Bromfeld ,

il paraît que les feuilles de belladone produisent , même après avoir été desséchées , des
effets plus terribles que les baies de cette
plante. Ce médecin dit, dans ses Observations,
que les feuilles de belladone, prises en infusion à la dose d'un grain, produisent des vomissements et des coliques, qu'elles purgent
avec violence, et qu'elles attaquent les yeux et
la tête.

M. Lamberghen dit avoir mis infuser, dans
dix tasses d'eau, un scrupule de feuilles de belladone, séchées depuis trois années, et qu'après
en avoir pris une cuillerée, il eut un léger
vertige, et de la sécheresse dans la bouche.

Quoique l'atmosphère de la belladone en
fleur n'affecte pas sensiblement l'odorat, elle
se trouve cependant chargée d'une émanation
qui affecte l'économie animale, et produit des
vertiges et une espèce d'ivresse.

On lit, dans les Mémoires de l'Académie,
pour l'année 1703, des faits dont M. Boulduc
a été témoin. « Des enfants ayant mangé des
« fruits de belladone furent pris d'une fièvre
« violente, accompagnée de battements de
« cœur et de convulsions : ils perdirent con-
« naissance, et lorsqu'elle revint, leur esprit
« était aliéné. Un de ces enfants, âgé de 4 ans,
« mourut le lendemain : après l'ouverture de

« son cadavre, on découvrit dans son estomac
« trois plaies, au centre desquelles étaient des
« grains ou pepins de belladone. Les autres
« enfants furent soulagés en buvant de l'eau
« miélée, acidulée par du vinaigre. »

M. Thouin et moi avons été témoins, le 22
août 1773, des effets produits par les baies de
belladone, sur quatorze enfants de chœur de
la *Pitié*, âgés de 10 à 12 ans, qui avaient plus
ou moins mangé de ces baies, de sorte que
j'eus occasion de suivre à-la-fois les différents
états où furent ces enfants, suivant qu'ils
avaient plus ou moins mangé de ces fruits,
qu'ils avaient cueillis dans une friche du jardin du Roi, vers les cinq heures du soir : une
demi-heure après ils se sentirent mal à la
gorge, et ne purent souper. On les coucha ;
peu d'heures après ils devinrent ivres et furieux, sortirent de leurs lits et coururent dans
le dortoir, arrachant les rideaux ; plusieurs
voulurent se jeter par la fenêtre : les prunelles
de leurs yeux étaient immobiles ; ils avaient le
visage riant. On les porta à l'infirmerie, où ils
furent gardés à vue ; ils ne pouvaient rien avaler :
quelques-uns paraissaient accablés d'ivresse,
d'autres étaient furieux.

On vint à quatre heures du matin apporter
à M. Thouin des fruits de belladone, qu'on

avait trouvés dans la poche de ces enfants :
M. Thouin m'étant venu demander le moyen
de remédier à l'effet de ce poison, je me ren-
dis à la Pitié, et je vis l'état déplorable où
étaient ces enfants ; je conseillai l'emploi du
vinaigre avec de l'eau d'orge miellée, à laquelle
les médecins ajoutèrent des décoctions de ta-
marin.

Un de ces enfants, qui avait mangé la plus
grande quantité de baies de belladone, était
dans une agitation singulière, accompagnée
de soubresauts ; il resta sans connaissance pendant trente heures, durant lesquelles on ne
pouvait rien lui faire avaler, sans qu'il lui sur-
vint des convulsions affreuses : il rendit du
sang par le nez et par l'anus ; il vomit des
matières sanguinolentes et purulentes ; le troisième jour, il parvint à avaler de la limonade,
l'eau acidulée par le vinaigre lui paraissant
trop irritante. Le calme étant survenu, ses
crachats étant toujours purulents, je fis ouvrir
sa bouche, et vis tout le voile du palais, les
amigdales et une partie de la langue parsemés
d'aphtes, remplis d'un pus blanc. Au bout de
huit jours de traitement, cet enfant se trouva
rétabli.

Les accidents furent moins graves chez les
treize autres enfants, parce qu'ils avaient

mangé beaucoup moins de ces baies, quelques-uns les avaient même rejetées après les avoir goûtées. La saveur douceâtre qu'ont les fruits de belladone, leur ressemblance avec les *guignes*, avaient tenté ces enfants. Au bout de quatre jours ils furent rétablis, à l'aide du traitement précité ; mais étant allés dans leur classe, ils ne purent ni lire, ni chanter : les uns voyaient rouge, les autres ne voyaient rien ; ils ne pouvaient articuler aucun son : quatre ou cinq jours après, ils furent en état de reprendre leurs exercices.

Le suc de baies de belladone, mêlé avec du vin, est propre à produire un assoupissement léthargique, comme le prouve le fait suivant, rapporté par Buchanan, dans son Histoire d'Ecosse : « Les habitants de ce pays s'étant « engagés, lors d'une trève avec les Danois, à « leur fournir du vin, ils le mêlèrent avec du « suc de belladone ; ce breuvage plongea leurs « ennemis dans un sommeil léthargique, dont « ils profitèrent pour les massacrer. »

Des effets du NAPEL, *lycoctonum, tue-loup.*

L'EFFET des poisons végétaux est plus actif et plus terrible que tous les autres.

Les faits que je vais rapporter en sont la preuve.

On a regardé de tout temps le *napel*, *aco-nitum floribus cœruleis, sive napellus*, comme le poison végétal le plus dangereux (1). Mathiole rapporte que pour essayer quelques antidotes qu'on proposait contre le napel, on fit manger de la racine de cette plante à un criminel, qui lui trouva un goût piquant et poivré ; deux heures après, il eut des vertiges et le transport ; son corps enfla, son visage devint livide, et il mourut dans des convulsions terribles.

Le suc de cette racine, introduit par intus-susception, donne la mort la plus prompte.

M. Stork , célèbre médecin allemand , a cependant osé introduire dans la médecine l'usage de l'extrait du napel ; il l'estime propre à diviser l'engorgement des glandes , et à faire cesser les douleurs rhumatismales ; mais ce re-mède n'a pas réussi en France, et à la plus petite dose il produit des effets terribles ; peut-être l'aconit du nord n'a-t-il pas autant d'éner-gie que le nôtre. Ce que Linné cite dans son *Flora Laponica*, page 179, semble confirmer ce que j'avance. Ce célèbre naturaliste rapporte qu'il vit, dans un voyage qu'il fit au prin-

---

(1) Fait qui était connu du temps d'Ovide , et qu'il exprime par ce vers :

Lurida terribiles miscent aconita novercæ.

temps, en Laponie, une femme qui cueillait des feuilles d'aconit, pour faire un potage à sa famille ; il fit part de sa terreur à cette femme, qui hacha cependant ces feuilles, les fit cuire avec de l'eau et de la graisse ; le bouillon fait, il fut bu par son mari, elle, et ses deux enfants, qui n'en furent point incommodés. Linné dit : *An aconiti vis in septentrione a frigore enervetur ?*

Un de mes amis, M. Dorci (1), était sujet depuis plusieurs années à des douleurs vagues, qui étaient souvent si fortes qu'il ne pouvait plus se remuer. Un médecin de Paris l'ayant assuré qu'il avait le moyen de l'en délivrer pour toujours, il crut ce qu'il lui promettait, et prit dix petits paquets d'extrait d'aconit, que lui envoya l'Esculape, qui avait ordonné d'en prendre deux, dans la journée du 18 mars 1775, un le matin et l'autre le soir. Le 19 et le 20 M. Dorci prit également deux paquets, il n'en ressentit aucun mauvais effet ; il continua le 21, il eut un mal-aise général, une pesanteur d'estomac, et envie de vomir ; le 22 il reprit

---

(1) Mon attachement pour M. Dorci, et le desir de bien connaître l'effet de l'extrait du napel, employé comme l'a indiqué Storck, m'a déterminé à tenir un journal exact, qui est transcrit dans cet ouvrage.

deux paquets, se plaignit de douleurs dans tous les membres ; le soir de ce même jour la fièvre commença ; le 23 ce médecin fit prendre à M. Dorci un onzième paquet ; il sentit des défaillances, et vomit avec effort ; il eut des convulsions violentes, la fièvre devint plus forte, il ne dormit point la nuit, il eut des vertiges ; le 24 fut semblable au 23 ; les urines étaient d'un rouge-noir, et en petite quantité ; le 25, tous les accidents étant les mêmes ; le médecin ordonna des lavements, un lock, de la gomme dans de l'eau, et une saignée, à laquelle M. Dorci ne voulut pas souscrire ; il congédia ce médecin. Le 26 les convulsions, les vomissements et les urines étaient les mêmes, la tête était très-douloureuse, de même que la surface du corps : le malade était très-affaissé ; la fièvre était également forte. Le 27 M. Tronchin fut appelé. L'état était le même que le 26, mais le corps était couvert de taches rougeâtres et cuisantes. M. Tronchin fit prendre au malade une boisson acidule, faite avec des oranges, il fit prendre en même-temps des yeux d'écrevisses ; à la troisième prise le vomissement cessa, la fièvre diminua. Le 28 M. Dorci avait beaucoup de taches violettes sur le corps ; elle furent moins sensibles dans le cours de la journée, reparurent le soir, et singulièrement la nuit : la fièvre revint, le malade avait la peau ardente , et se plaignait beaucoup du mal de tête. Le 29 la fièvre disparut, la tête était moins douloureuse ; le soir le malade eut des quintes de toux , on remarquait dans ses crachats des pellicules d'érosion ; M. Tronchin fit mettre huit grains de camphre dans les yeux d'écrevisses. Le malade eut une très-bonne nuit.

Le 30, M. Dorci éprouva de la démangeaison partout où il y avait eu des taches. M. Tronchin fit continuer pendant quelques jours les poudres et la boisson , au bout desquels le malade fut parfaitement rétabli.

M. Mitié, savant médecin de la faculté de Paris , m'a rapporté qu'on fit prendre de l'extrait de napel à la femme d'un chirurgien de Bourgogne , qui avait un cancer; on crut dans le comencement remarquer de bons effets , mais peu de temps après elle se plaignit d'un mal de gorge , et mourut en disant qu'elle étranglait.

Exposé de l'effet délétère du Galvanisme.

Dès que l'homme se fut familiarisé avec les phénomènes que présente l'électricité artificielle , il crut que par ce moyen il pourrait, pour ainsi dire , régénérer l'espèce humaine.

L'Italie a retenti d'une infinité de cures

miraculeuses opérées par cet agent, que l'exa-
men impartial qu'en fit l'abbé Nollet, sur les
lieux , démontra être une pure chimère. En
effet, l'électricité n'agit qu'en affaiblissant plus
ou moins le système nerveux ; aussi attendrit-
on une viande fraîche en déférant dessus, à
plusieurs reprises, l'électricité d'une batterie
électrique.

Une forte électricité peut procurer le trem-
blement, la paralysie, l'asphyxie, et la mort
même.

Le célèbre Romas ayant reçu la commotion
de l'électricité naturelle , tirée par son cerf-
volant , lorsqu'il avait la tête retournée et
penchée sur son épaule, le relàchement des
nerfs et des muscles du cou fut tel qu'il
conserva cette attitude le reste de sa vie.

Le galvanisme agit, en dissolvant, pour ainsi
dire ; puisque , lorsqu'on l'a déféré sur des
muscles privés de vie, il les résout en une
matière gélatineuse, en détruisant les nerfs et
les parties tendineuses; ce qui est produit par
l'acide igné caustique, qui se dégage du soufre
ignifère qui constitue le galvanisme. Ce pyrophore agit aussi en brûlant sur les corps en
pleine vitalité, comme le prouve le fait suivant :

On persuada à une jeune femme d'environ

3o ans (1) qu'on pourrait détruire une cataracte qu'elle avait sur l'œil droit, en déférant le galvanisme sur la partie du front au-dessus de l'œil gauche : pour cet effet, on l'arma d'une plaque d'étain du diamètre d'un demi-franc, au centre de laquelle était soudé un petit crochet où était fixé un fil métallique qui communiquait avec le pôle négatif de la pile galvanique.

On avait de plus placé une lame de zinc entre la lèvre et la gencive inférieure de cette femme, et fixé à l'extrémité de cette lame un autre fil métallique qui communiquait au pôle positif de la pile, qui était composée de dix-huit disques du diamètre de trois pouces.

L'eau qui imbibait les rondelles de feutre tenait du sel en dissolution. La charge de cette pile se produisait dans l'espace de cinq à six minutes, et se déchargeait à-la-fois sur les gencives, qu'elle excoriait, et sur le front, qu'elle brûlait. On laissait la pile se charger et se décharger dix à douze fois de suite dans la même séance.

A chaque décharge de la pile, cette femme éprouvait la douleur la plus vive dans la tête,

---

(1) Nièce du célèbre helléniste Vauvilliers.

et une commotion accompagnée de saccades dans tous les membres.

La plaque d'étain, ôtée de dessus le front, couvrait une brûlure de deux lignes et demie à trois lignes de diamètre, laquelle après s'être cicatrisée, laissait une tache blanche.

Cette jeune femme eut le courage de soutenir pendant vingt-quatre ou trente jours ce cruel traitement, sans qu'il en résultât aucun bon effet : elle m'a dit que tant qu'elle était armée, elle apercevait une lumière légèrement colorée, qui circulait autour de la pile.

M. Lebouvier-Démortiers (1), mon ami, m'a dit qu'après avoir mouillé ses deux tempes et y avoir apposé les deux fils qui forment l'arc conducteur du galvanisme, il aperçut une vive étincelle, éprouva un étourdissement et conserva toute la journée un mal de tête.

Un autre physicien de mes amis, qui est un des premiers qui se soit occupé en France du galvanisme, l'ayant déféré à plusieurs re-

---

(1) C'est par les soins de ce physicien éclairé, et au moyen du corps de pompe en cristal qu'il substitua au corps de pompe métallique du briquet électrique, qu'on est parvenu à découvrir que l'air, décomposé par la seule pression, produisait en même temps de la lumière, un gaz nébuleux et de l'électricité.

prises sur toutes les parties de son corps , le porta , à la fin, sur son membre viril en érection ; il éprouva les douleurs les plus vives dans le cerveau. Depuis cet essai fatal , sa tête s'aliéna et resta douloureuse : cet homme de mérite ne survécut que très-peu à cette expérience. Son cerveau ayant été ouvert, on trouva une matière fongueuse, blanche , qui paraît être due à la décomposition d'une partie des nerfs de ce viscère.

Quoiqu'on ait préconisé, quoiqu'on ait exalté les propriétés médicales du galvanisme, cependant il sera prudent de n'en pas faire usage en médecine. Mais la découverte du galvanisme, qu'on doit considérer comme une espèce particulière d'électricité, concourt à nous donner la connaissance de l'électricité artificielle et de celle de la nature.

La découverte de Galvani doit son principal lustre à l'ingénieux appareil de Volta , à l'aide duquel on rassemble, on accumule le galvanisme. C'est à l'aide de cet appareil que Dawi, célèbre physicien anglais, est parvenu à produire les belles expériences qui concourent à confirmer ma théorie ; car je suis loin de regarder comme une substance métallique le pyrophore ou soufre ignifère et électrique que produit le galvanisme.

Deux chimistes français dont la sagacité est bien connue, MM. Thénard et Gay-Lussac, sont parvenus à extraire un soufre ignifère, semblable à celui que produit le galvanisme, en distillant ensemble du fer, de l'alcali et du charbon.

Sa majesté l'Empereur, toujours occupé du progrès des sciences, a proposé un prix de soixante mille francs pour être décerné à celui qui ferait connaître une application du galvanisme, utile à l'humanité.

Ce Monarque a fait plus, il a donné vingt mille francs pour faire construire des piles galvaniques formidables, dont l'emploi a été confié à des savants d'un mérite distingué, MM. Gay-Lussac et Thénard, qui ont d'abord annoncé que le galvanisme convertissait les alcalis en substance métallique, qu'ils ont désignés sous les noms de *sodium* et de *potassium*.

Quant à moi, je n'ai jamais vu dans le galvanisme qu'une espèce de pyrophore, un soufre ignifère particulier, ce que j'ai indiqué dès 1807, dans la Dissertation que j'ai publiée sous le titre de *Recherches et conjectures sur le galvanisme, ou électricité métallique.*

Il paraît, par ce qui est inséré dans l'analyse des travaux de la classe des sciences mathématiques et physiques de l'Insitut, pendant l'an-

née 1810 , que MM. Gay-Lussac et Thénard
ne regardent plus aujourd'hui leur *sodium* et
leur *potassium* que comme la *transformation
des alcalis en substances combustibles et d'un
éclat métallique.*

Les savants précités ayant mis en activité la
pile napoléonienne , composée de 600 pièces
de 11 pouces carrés, en obtinrent des effets
terribles. Une personne qui en soutira le galvanisme , éprouva dans les bras une telle fai-
blesse , qu'elle s'en ressentit pendant 24 heures
d'une manière inquiétante.

Le pyrophore galvanique se dégage de cette
pile avec célérité , et en si grande quantité ,
qu'il produit une gerbe étincelante , dont l'effet
serait très-dangereux ; mais ce *maximum* était
important à connaître, afin d'éviter des mal-
heurs ; aussi recommande - t - on depuis , dans
ces sortes d'expériences , de n'employer que
des piles de moyenne grandeur.

*Faits qui prouvent que l'eau peut influer sur
la santé.*

Hippocrate et Mead ont fait connaître que
la nature des eaux influait sur l'économie animale ; qu'elles étaient saines, médicamenteuses
ou malfaisantes, suivant les matières qu'elles
tenaient en dissolution. Il est donc important ,

lorsqu'on fait choix d'une habitation, de connaître qu'elle est la nature de l'eau qui doit servir à la vie.

Si les eaux sont stagnantes, elles peuvent tenir en dissolution la partie extractive de plantes vénéneuses, ou des miasmes alcalins; les eaux fluviatiles, au contraire, n'en contiennent pas.

Les eaux de source tiennent en dissolution différentes espèces de sels à base terreuse, ce qui leur a fait donner les noms d'*eau crue*, d'*eau séléniteuse* (1). Il y a des eaux de source qui ne tiennent que du sel marin en dissolution.

L'eau du lac Agnano doit sa propriété de verdir le sirop de violette, à de l'alcali qui y est tenu en dissolution.

Les eaux de Sedlitz, de Pyrmont, etc., doivent leur saveur vive et piquante à l'acide méphytique : aussi rougissent-elles la teinture du tournesol.

---

(1) Les eaux séléniteuses ne sont pas propres à la cuisson des légumes farineux, parce qu'elles déposent de la sélénite dans les pores de la partie corticale, ce qui empêche l'eau de pénétrer la matière farineuse. Les eaux séléniteuses décomposent le savon.

Les eaux qui ont une odeur fétide d'œufs couvis, la doivent à du gaz hépatique.

L'eau tient quelquefois en dissolution du vitriol martial. Quand on s'est assuré de la pureté de ce sel, elle est médicale ; mais si elle tient du cuivre en dissolution, elle est dangereuse.

La chimie fournit les moyens de déterminer avec précision la pureté des eaux ; mais, à parler physiquement, il n'y a que celles produites par la fonte des neiges qui ne contiennent pas de matières étrangères.

L'eau de rivière, estimée la plus pure, étant conservée dans des jarres ou dans des tonneaux, est susceptible de contracter une odeur fétide par une température élevée, telle que celle des mois de juillet et août, ou dans les voyages de long cours, vers la zone torride ; cette odeur est due à un foie-de-soufre qui se forme par la décomposition de la sélénite, par le concours du calorique ; si l'on filtre ces eaux empuanties à travers de la poudre de charbon, elles perdent leur odeur, et deviennent potables.

On peut prévenir cette altération de l'eau, pendant les voyages de long cours, en carbonisant l'intérieur des bariques, ce qui s'opère facilement , en passant sur les douves une masse de fer rougie.

Des doses, et de la manière dont on doit faire usage du vinaigre et de l'alcali volatil fluor.

Ce que j'ai rapporté dans ce traité fait connaître que le vinaigre ou l'alcali volatil fluor sont les deux seuls moyens qu'on puisse employer pour remédier aux différentes espèces de poisons. Mais l'emploi de ces antidotes doit se faire à nu, ou avec de l'eau, suivant la nature du poison. L'activité du suc du *rhus vernix*, des euphorbes, ainsi que du suc de la racine de ciguë, exigent l'emploi du vinaigre pur, avec lequel on se gargarise. On fait cesser l'effet de l'arsenic , en buvant abondamment de l'eau acidulée par du vinaigre , dont on doit varier la quantité, suivant qu'il est plus ou moins fort. Au défaut de vinaigre , on peut employer le citron en limonade un peu forte. Il faut en même-temps faire usage, de deux heures en deux heures, de lavements dans lesquels on a mis une cuillerée de vinaigre.

Le même traitement doit être employé pour remédier aux effets du cuivre, de l'antimoine et du plomb.

L'alcali volatil fluor étant doué de causticité,

ne peut être employé à nu, que dans les cas suivants :

Dans la piqûre des insectes,

Sur la morsure de la vipère, et sur celles faites par des animaux enragés.

Dans l'asphyxie et dans l'apoplexie foudroyante, il faut commencer par mettre dans les narines des mèches de papier dont l'extrémité est imbibée d'alcali volatil fluor, et faire avaler immédiatement 25 a 3o gouttes de cet alcali dans deux cuillerées d'eau : dose qu'on réitère un quart d'heure après. Ce traitement suffit pour rappeler à la vie.

Dans la morsure d'animaux enragés, il faut mettre sur les plaies une compresse d'alcali volatil pur, et ensuite des compresses d'eau alcalisée, et en faire prendre deux fois par jour une vingtaine de gouttes dans trois ou quatre cuillerées d'eau ; traitement qu'il faut continuer pendant huit ou dix jours.

L'alcali volatil fluor est le vomitif le plus prompt et le plus approprié pour remédier aux indigestions considérables, qui donnent souvent lieu à l'apoplexie, état dans lequel l'émétique est sans énergie.

On procure instantanément le vomissement en mettant dans un verre 25 gouttes d'alcali volatil, qu'on étend de 3 ou 4 cuillerées d'eau.

6.

L'estomac, ainsi débarrassé, une portion de l'alcali agit sur ce viscère comme un stimulant, qui restitue aux nerfs leur ton.

L'indigestion n'a pas toujours des suites aussi fâcheuses, mais la pesanteur et la douleur de l'estomac, ainsi que celle des intestins sont produites par une espèce de fermentation putride occasionnée par un excès d'alimens, ce qui est cause qu'on a des rapports nidoreux ou nausées d'œufs couvis, parce qu'il ne s'est pas trouvé assez de suc gastrique dans l'estomac, pour opérer une dissolution convenable des viandes.

Dans pareil cas, il faut faire usage de limonades, ou d'eau acidulée par du vinaigre. Des lavemens dans lesquels on a mis une cuillerée de vinaigre appaisent promptement les douleurs intestinales, occasionnées par l'inflammation produite par les matières alcalescentes.

Il faut bien se garder de faire usage de thé dans les indigestions, parce que l'infusion de cette plante tient en dissolution une matière extractive astringente, qui fronce et contracte les fibres de l'estomac, et ajoute à la douleur occasionnée par l'inflammation qu'éprouve ce viscère, par l'alcalescence de la *mangeaille*.

Le thé pris en infusion agit sur l'estomac, à la manière que ferait l'infusion de noix de

galle , dont l'astringence et la constriction
sont dues au tannin ; propriété qui devient
bien sensible , lorsque l'infusion de thé est
un peu forte. Aussi a-t-on remarqué qu'alors
elle agissait sensiblement sur les nerfs (1).

L'effet du thé est moins actif lorsqu'on
mange, en le buvant, des tartines de beurre,
ou qu'on le mêle avec du lait, qui énerve son
astringence.

Pour apprécier la manière dont agissent les
matières végétales astringentes sur le tissu animal vivant, il suffit de rappeler l'effet qu'elles
produisent sur le cuir des animaux, lors du
tannage, opération par laquelle la fibre animale se contracte, se presse, se serre, au point
de faire disparaître les interstices qu'occupait
la matière graisseuse. Aussi le cuir devient-il
compacte, très-dur et imperméable.

On sait qu'une forte infusion de thé est
propre, comme celle de l'écorce de Chêne ou
de la noix de galle, pour tanner les peaux.

---

(1) Ayant goûté une très-forte décoction de thé, elle
imprima sur ma langue une saveur telle, que les papilles
nerveuses en furent affectées pendant plus de vingt-quatre
heures.

L'usage trop fréquent du thé ne contribuerait-il pas à
produire le splen?

L'arbrisseau qui porte le nom de *thé*, est très-multiplié à la Chine et au Japon, parce qu'il offre aux habitants de ces contrées une branche de commerce immense. Le tableau suivant en offre l'exemple, puisque de 1772 à 1781, deux cent neuf navires européens ont exporté de Canton 190 millions de livres pesant de thé.

La seule compagnie des Indes anglaise vend annuellement 14 à 15 millions de livres pesant de thé, qui produisent deux millions trois cent soixante-deux mille livres sterling. Les lords Arlington et Ossori introduisirent l'usage du thé en Angleterre, en 1666.

L'Amérique septentrionale doit son indépendance à l'insurrection qu'excita l'impôt que voulurent prélever les Anglais sur le thé, en 1773.

Quand on pense que cette immense quantité de thé a été cueillie feuille à feuille, et qu'on rejette celles qui sont altérées, que le choix qui s'en fait est quotidien, cela suppose une innombrable quantité d'hommes employés à cette récolte, et une prodigieuse abondance de l'arbrisseau sur lequel on cueille ces feuilles. Plus elles sont jeunes, plus elles sont estimées. On a reconnu qu'il fallait en opérer une dessication rapide, parce que, sans cela, elles s'échauffent, fermentent, noircissent et perdent leur parfum.

Les feuilles les plus tendres exigeant moins de chaleur pour leur dessication, le thé qui en résulte a un parfum plus suave (1) que celui des feuilles plus fortes, qui exigent plus de chaleur, qu'on obtient en portant ces feuilles sur des platines métalliques, chauffées au point de laisser une impression douloureuse sous les mains avec lesquelles on roule ces feuilles sur des nattes.

Les Européens ayant porté à Canton des feuilles de petite sauge de Provence, les Chinois en ayant fait usage en infusion, dirent qu'ils étaient fort étonnés de voir les Européens donner la préférence au thé ; en effet, l'infusion de sauge est stomachique et d'un parfum agréable.

Les propriétés salubres de cette plante sont caractérisées par son nom latin *salvia*, dérivé de *salvus*, qui signifie propre à entretenir la santé.

Le vers suivant fait connaître qu'il s'est

---

(1) Cette espèce de thé est nommé *impérial*, parce que c'est celui dont les empereurs et les riches font usage : aussi est-il très-rare en Europe.

trouvé des hommes qui ont préconisé, par excès, les propriétés de la sauge :

Non morietur homo, cui salvia crescit in horto.

Je ne puis mieux terminer ce qui concerne l'emploi de l'alcali volatil fluor, qu'en faisant connaître qu'il remédie instantanément aux brûlures calleuses, produites par des corps incandescents, tels que les charbons ardents, qui rôtissent aussitôt le tissu de la peau, qui s'élève alors, en répandant une odeur de corne brûlée, et en produisant la douleur la plus vive, laquelle cesse dès qu'on a mis dessus un peu d'alcali volatil fluor, alcali qui fait disparaître le boursouflement, et laisse sur la surface de la peau une dépression.

Cet effet s'explique facilement quand on se rappelle que la destruction du tissu animal qui a lieu lors de la brûlure, est produite par l'acide igné concentré, lequel s'empare de l'humidité, et corrode le tissu, érosion qui cesse dès que l'acide est neutralisé par l'alcali.

FIN.